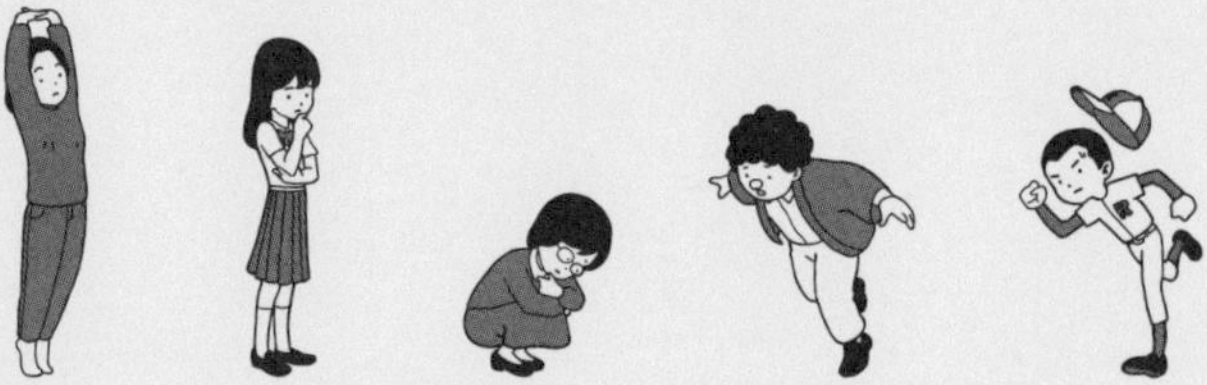

逃げるが勝ちの心得

精神科医がすすめる「うつ卒」と
幸せなひきこもりライフ

加藤隆弘 著

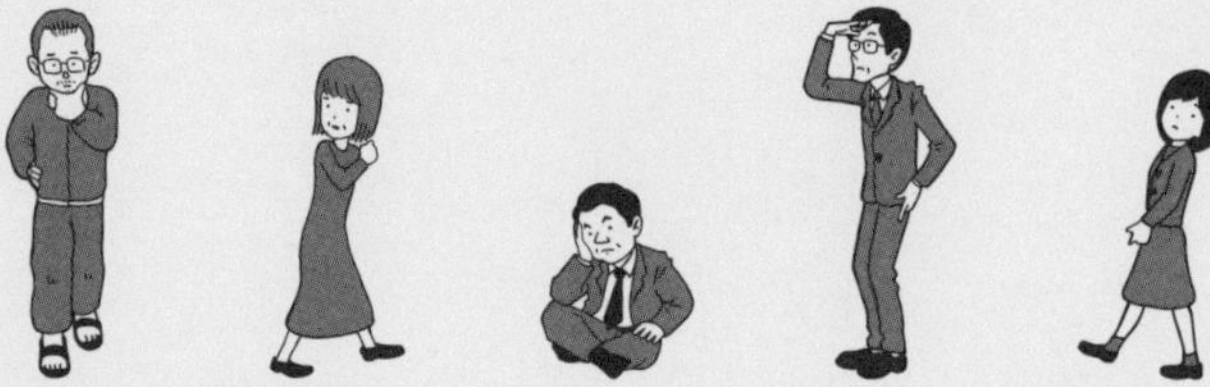

木立の文庫

こんにちは

みなさん、〝逃げる〟という言葉に、どのようなイメージをお持ちでしょうか。

「みっともない」「かっこわるい」「弱虫」……そんなネガティブなイメージが強かったりはしませんでしょうか。

私は日々、精神科医として、そして精神分析家として、患者さんのこころの声に耳を傾けているのですが、〝逃げる〟にまつわる苦悩を抱えている人、少なくないんです。

周りからみると「いますぐ逃げなさい」と言いたくなるような苦しい環境に留まり続けて、心身の不調を呈するようになった、学生さんや会社員。学校でも会社でもすぐに〝逃げる〟アクションを起こしてしまい、「逃げるが負け」の人生を余儀なくされている、ひきこもり青年。やっぱり「逃げる」のって、良くないことなのでしょうか。

ひるがえって、コロナ禍に入ってからの外出自粛やリモート授業／リモートワークといった「新しい生活様式」の導入は、私たちの〝逃げる〟アクションに新しい価値を与えようとしています。「自分は逃げ続けてきた負け犬だ」と悲観していたひきこもり青年が、慣れないリモートワークでうろたえる父親に快適なステイホームの過ごし方を伝授したり……。

この本では、私が率いる「ひきこもり／うつ病の専門外来」〔九州大学病院気分障害ひきこもり外来〕および「ひきこもり研究ラボ@九州大学」での知見をもとに、こころを護るための〃逃げる〃ヒントを、読者のみなさんに伝授します。

逃げるは「負け」、逃げるは「悪」になりがちな日本社会に、〃逃げるが勝ち〃の未来を描いてみませんか。逃げられずに苦悩している方、「逃げるが負け」になってばかりの方、ひきこもりの方、そして、そうした方々の援助に携わる人たち（とくに、医療・福祉・教育・心理分野の初学者）にも、ぜひ読んで頂きたいです。

★本書は二〇二一年から二〇二二年に寄稿した《逃げるが勝ちの心理学》という木立の文庫でのｎｏｔｅ連載がもとになっています。そちらもぜひお読みになってください*。

*

目次

逃げるが勝ちの心得

精神科医がすすめる
「うつ卒」と幸せなひきこもりライフ

プロローグ――逃げにくい……この国の住人たち

あなたは、逃げる人ですか？
逃げない人ですか？
あるいは、逃げられない人ですか？
ひょっとすると、逃げては失敗ばかりしている人ですか？
もしかして、逃げる人に腹を立てていませんか？

この本の初めに私は、十のビネット《vignette》（架空の短い描出）を紹介します。かれらは、「逃げられない」、あるいは「逃げるが負け」に至ってしまった、この逃げにくい国の住人たちです。

「逃げられない」あなた、「逃げるが負け」の繰り返しでひきこもってしまったというあなた、この十名のうちの誰かと似ているところがあったり、しませんか？

本書では、こうした「逃げ下手」な人たちに、上手に〝逃げる〟生き方を提案したいと思っています。この本の前半で、「なぜ、うまく逃げられないのか」をみなさんとともに考えて、後半では、こうした人たちに向けてソルーションを提案します。

それではまずは、逃げられない国の住人たち十名、それぞれの苦悩する姿をご覧になってください。みなさんと似たところを発見できるかもしれません。

vignette

1

部活編

学校での先生との絆

Aさん

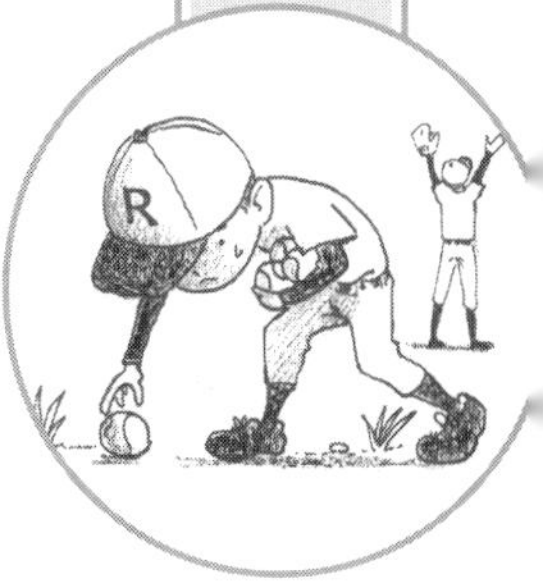

中学三年生になったばかりのAさん。

元来運動が苦手でしたが、小学時代の友人に誘われ、渋々野球部に入部しました。一年生の時のクラス担任が野球部の顧問を担当していたことも、入部の決め手になりました。

練習してもいつまでも腕が上がらないAさんに対して、顧問教師は、厳しくも暖かさを感じさせる言葉を折に触れかけてくれました。そして、そのまま腕が上がらず、万年補欠で中三の春を迎えました。

途中逃げたくなることもありましたが、未だに球拾い係です。それでも、Aさんは『努力は必ず報われるよ』という顧問教師の言葉を信じて、辞めずにいます。

——なぜAさんは三年間、逃げずに万年補欠として部活を続けたのでしょう。

vignette

2

クラス編

友達という絆

Bさん

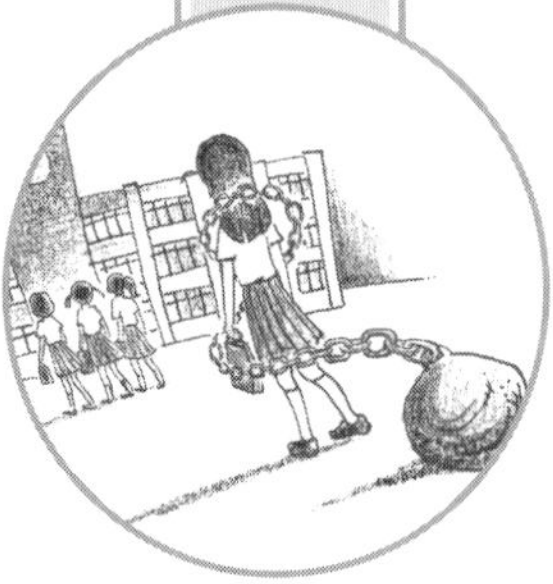

高校二年生の夏休みを終えたばかりのBさん。

高校一年の秋の文化祭の準備の際、仲の良かったクラスのリーダー的存在の同級生と演劇の配役を巡り、ちょっとした諍いに。結局、Bさんが希望の役を演じることになり、Bさんは一躍学校のマドンナに。

ところが、その直後、Bさんに関する事実無根の陰湿なウワサ話が学校中に拡がりました。昨日までにこやかに挨拶を交わしてクラスメートが急によそよそしくなり、クラスばかりでなく学校の中で孤立した状態がすでに一年近く続いています。

孤独感を抱えつつ、教師にも家族にも相談できず、二学期を迎え、今日も一人、重い鉛を引きずるかのように校舎に向かって歩き続けています。

――なぜBさんは、逃げずに学校に通い続けているのでしょう。

vignette

3

社会人編 組織の絆

Cさん

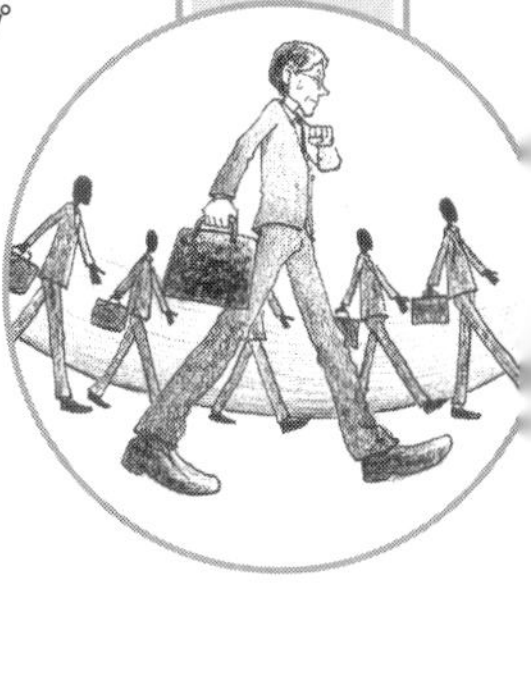

中間管理職の四十代男性Cさん。

天性の運動能力と人あたりの良さで、中高時代はバレーボール部のキャプテンをつとめ、推薦枠で有名大学に入学。オリンピック候補強化合宿に出るほどでしたが、ケガを契機に第一線を退きました。それでもマネージャーとして支え、部活を続けました。

挫折にもめげない姿が高く評価され、国内一流企業につとめる部活OBからラブコールがあり、誘われるがまま就職。仕事能力の高さと人望の厚さが奏功し、エリート街道まっしぐら。三十代後半には部長に昇進し、いまでは社長のお気に入りで、社内外で信頼される存在になっています。

そんな絵に描いたような道を人生を歩むCさんですが、四十代になり、ふと、虚しくなることが増え、「自分っていったい何をしているんだろう」との思いがよぎることもあります。しかしながら、いまも、会社の戦力として走り続けています。

――なぜCさんは、どこからも逃げずに、戦士として走り続けているのでしょう。

――そもそもCさんは、「逃げたい」という思いを抱いたことがあるのでしょうか？

vignette

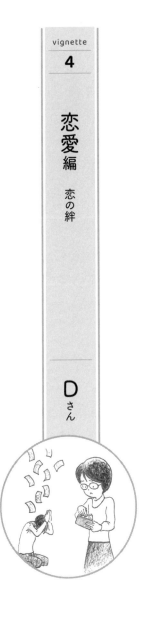

4

恋愛編

恋の絆

Dさん

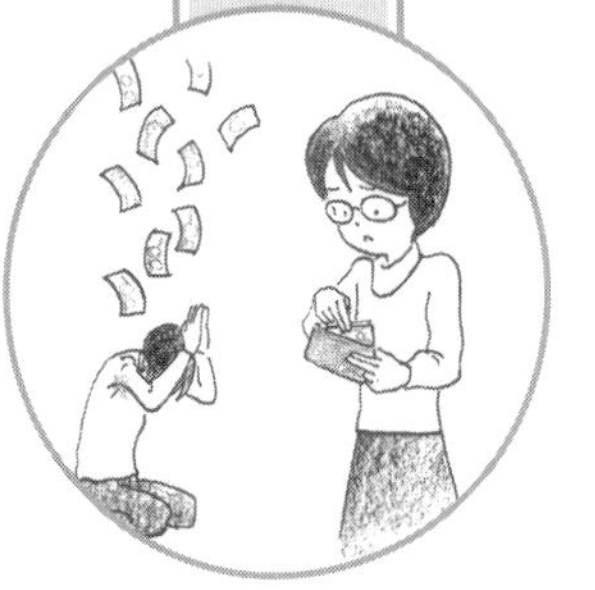

都心に暮らす三十代半ばの女性Dさん。

厳格な父親と若干か弱い母親とのあいだの長女として、田舎の古風な家庭で生まれ育ちましたが、大学進学を機に、都心での一人暮らしを始めました。

そこそこに勉学やサークル活動をこなし、そのまま都心の中堅企業に就職。大学時代に付き合い始めた三つ年上のサークルの先輩と交際を続けていました。

先輩は、普段は人当たりよく穏やかですが、ギャンブル好きで、ときどき大負けしては『ごめん……』と、Dさんにお金を借りることも。お金にだらしない先輩からは『貯金できたら結婚しよう』と言われ続け、それを信じて今もいまも、プロポーズを漠然と待ち続ける日々を送っています。

――なぜDさんは、だらしない彼氏から逃げないのでしょう。

vignette 5

地方編 家系の絆

Eさん

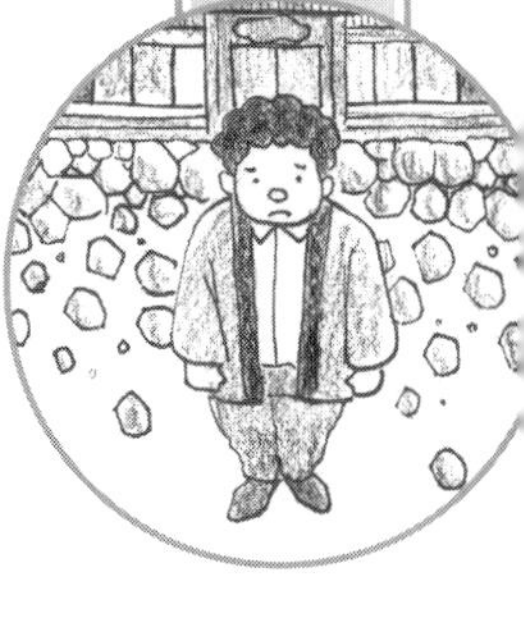

田舎で先祖代々続く家業の跡継ぎとして嘱望されている、三十代後半の男性Eさん。名家の長男として、幼い頃から近所では有名な「お利口さん」として育ち、家業を継ぐために遠方の専門職大学に進学し、資格を得て、数年間の修行を経て、二十代後半で地元に戻ってきました。親が用意していた地元のお見合い相手と結婚し、いまは、二人の子供を育てながら、家業のために日々働き続けています。

時代の移りかわりとともに、家業の経営は年々厳しさを増しており、若干の不安がよぎりながらも、邪念を振り払うように日々の仕事のことだけを考え、猪突猛進しています。

――なぜEさんは、倒産しかけている家業から逃げないのでしょう。

vignette

6

親子編

母親との絆

Fさん

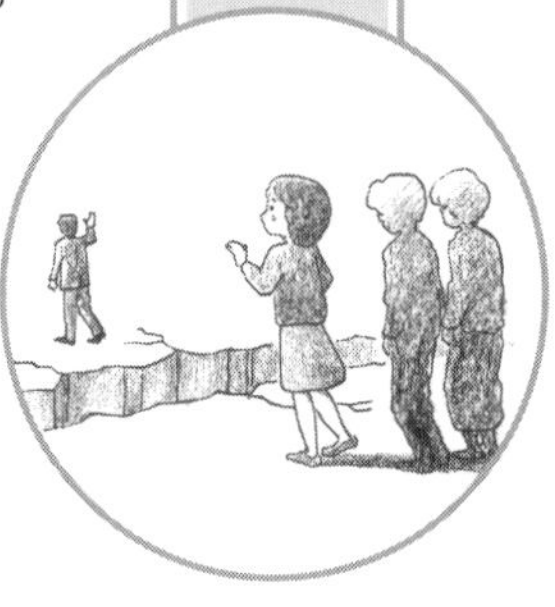

サラリーマンで酒癖の悪い父親と、やさしい主婦の母のもとで生まれ育った、現在三十代後半の独身女性Fさん。

両親が不仲で、小五で父親が姿を消し、以後、母と弟と三人暮らし。病弱な母は、逃げた父に言及することはなく、Fさんもずっと、父の秘密に触れられずにいましたが、母がときどき夜中一人で泣いていているのを、Fさんは知っていたのです。母はパートをしながらFさんを育て上げましたが、Fさんが高校を卒業して地場企業で働き始めたのを機に、憔悴しきった様子で仕事を辞めました。三歳年下の弟は、障がいがあって就労が困難で、いまもFさんが一家の大黒柱として支えています。

これまで、結婚を考えた交際相手もいましたが、母から『あなたが生きたいようにすればよいのよ！』と言われれば言われるほど、家庭を捨てるようで「申し訳ない」という気持が強まり、デートよりは家庭を優先する生活のため、交際じたいが長続きしないというパターンが続いています。

——なぜFさんは原家族から逃げずに、献身的に母親と弟のためにすべてを犠牲にしているのでしょう。

vignette

7

死別編 亡くなった人との絆

Gさん

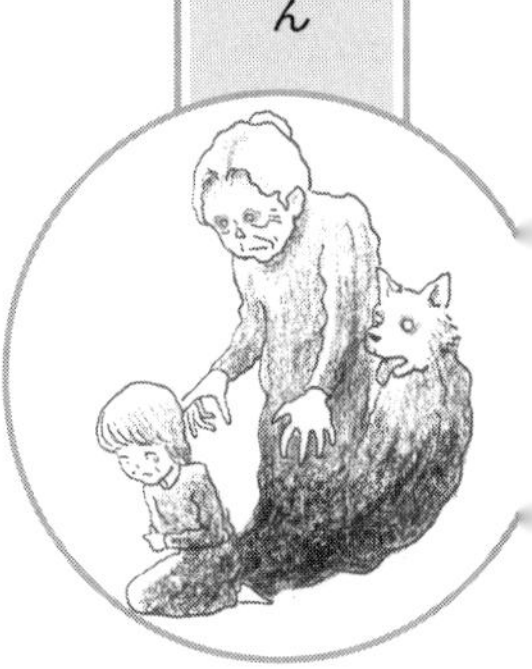

五年前に母親を亡くした五十代後半の女性Gさん。

三人姉妹の長女として地方都市の郊外で生まれ育ったGさんは、高校卒業後、事務職に就きますが、そこで出会った六歳年上の男性と結婚し、夫の転勤に伴い国内を転々としていました。

徐々に病弱になっていく両親のことが心配でしたが、遠方に住んでいるため、直接的なお世話をすることが出来ずに、悶々とした生活を送るようになりました。

四十代後半には子どもたちが巣立ち、夫も定年を間近にして、そろそろ実家近くに家を建てようかというちょうどその頃、母が心筋梗塞で突然死したのです。

その一ヵ月後には、十年来飼っていた犬も亡くなりました。葬儀のあとも、気分の落ち込みが月単位・年単位で持続しており、最近では、亡き母や犬への罪償いのためには「自分が消えるしかない」との思いが強まっています。

――なぜGさんは、亡くなった母親や犬の魂から逃げられないのでしょう。

vignette

おつきあい編

ママ友との絆

Hさん

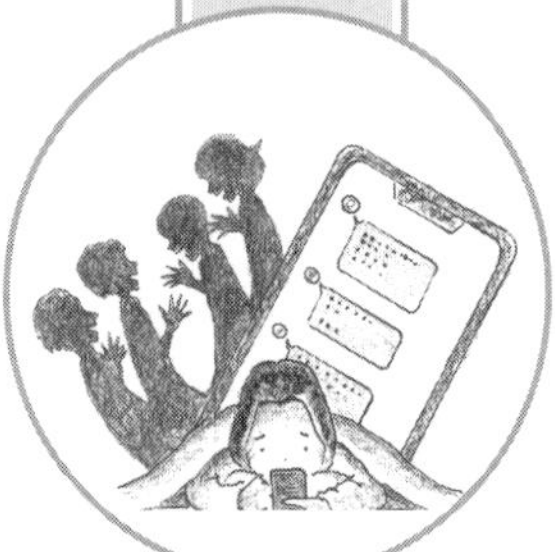

上場企業のサラリーマンの夫と、小学五年生の息子と、三人で暮らす三十代後半の主婦Hさん。学生時代は部活やサークルに入り数名の友人がいましたが、元来、大人しく、人づきあいは得意ではなく、社会人になってからは交流が途絶えました。地方公務員の両親から『結婚するならエリートと！』と囁かれ、五年ほど付き合っていた地場企業につとめる彼氏と別れ、三十歳になる直前に、両親が強くすすめる地元出身の八歳年上のエリート男性とお見合いし、結婚し、上京しました。

多忙な夫は結婚当初から、平日の帰宅は深夜で、週末も出張のため留守がちでした。神経質な息子は、新しい学校での適応が難しく、しばしばお腹が痛くなり学校を休むことが続きましたが、夫にも実家の両親にも相談できない日々が続いていました。

Hさんは、孤独感を抱えながらも必死で子育てをするなかで、息子の学校の同級生の母親との付き合いが始まり、徐々に自分の悩みを相談できるようになり、自分の居場所を得ることができたのです。

徐々にクラスの他の母親との付き合いも始まり、活発なやり取りがあるママ友ＬＩＮＥグループに、Ｈさんも入りました。

当初はママ友グループに入れてもらったことが嬉しくて、毎日のようにレスポンスしていましたが、子供の病気などが重なり、二日間レスポンスできないことがありました。この二日間のあいだに、翌週のママ友ランチ会の日程調整がなされていたのです。結局ランチ会には参加できましたが、いつになくママ友がよそよそしく、あるお母さんから『Ｈさん、やる気あるのかしら?!』という類いの呟きが幻聴のように聞こえ、幾ばくかの恐怖心が芽生え、以降、強迫的にＬＩＮＥの確認をするようになりました。

時に深夜も「いまからメッセージが届くのでは」と気が気でなく、不眠がちとなり、Ｈさんのこころのなかでは、当初、癒やしの場であったママ友グループが、いまでは逃げ出したいグループに様変わりしたのです。

それでも、グループから脱会することはなく、今夜もＬＩＮＥのチェックをしてから床に就きつつ、寝付けずに暗闇のなかで悶々とした時間を過ごしています。

――なぜＨさんは逃げずに、ＬＩＮＥのママ友グループに留まり続けているのでしょう。

vignette

9

8050編 老いゆく親との絆

Iさん

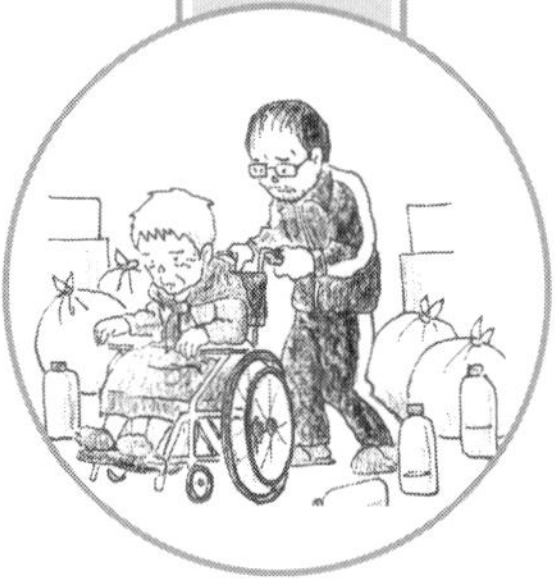

ひきこもり歴十年以上になる五十代前半の男性Iさん。

幼い頃よりプラモデル作りが趣味で、いまもひきこもりながら、ネット通販でプラモデルを購入し作ることが、唯一の趣味。

両親は団塊世代で、父は当時右肩上がりの電気メーカーのエンジニア、母は専業主婦。五歳年上の兄は小さい頃から勉強も運動もでき、いまは上場企業の営業職として活躍しています。

兄と違い運動音痴で、勉強も数学・理科以外は苦手で、人づきあいも苦手であったIさんは、特に将来の目的もなく、担任教師に勧められるがままに、自分の成績にマッチした地元の国立大学工学部に進学しました。

そもそも「社会に出て働く」という意欲がなく、周りが就活し始めたため、自分でも始めましたが就活はどの会社でも二次面接がうまくいかず、大学ゼミの指導教官からは『これまでどういうつもりで生きてきたのだ！』と叱咤されました。　以降、そのゼミに行くことが怖くなり、登校できなくなりました。

Jさんは「指導教官のせいで自分はうつ病になってしまった、なにか薬をもらおう」と思いたち、精神科クリニックをみずから受診し、うつ病の診断で休学の診断書を書いてもらい、SSRIという抗うつ薬が処方されました。くすりで吐き気がしたため、その後は飲みませんでしたが、家でプラモデルをするうちに、憂鬱な気持はすぐに消退しました。

幸い、休学前に単位は取れていたため、ゼミにはいきませんでしたが、かろうじて四年で卒業できて、コネで父親がつとめる会社の子会社にエンジニアとして就職しました。社交は苦手でしたが専門スキルの能力が高く、社内では割と高く評価され、三十代半ばには係長となり、部下を数名抱えるようになりました。

ところが、職人気質で融通が利かないというIさんの性格が災いとなり、部下や上司との意見の不一致が多くなり、ある飲み会の席で、イライラした勢いで部下と口論になり、怒りの感情を抑えられず、部下に暴力を振るってしまったのです。

この件で懲戒処分となったIさんは、処分に納得できないと抗議しましたが、会社では受け入れてもらえず、復帰後は職場で居心地が悪くなり、数ヵ月して依願退職しました。

その後、幾つかの会社で働きますが、どこの会社でも「今度の会社は自分のことを分かってくれない」との思いを募らせ、どこも一年と続かず、三十代後半から無職で自宅にひきこもっています。
ちょうどその頃、母親が骨折し、母親の介護をすることでIさんは自宅にいることを正当化できているようでした。その数年後には父親が脳梗塞で突然、他界し、以後、母との二人暮らしの生活が続いています。年々衰弱してゆく母親の世話と、プラモデルが、数少ない生きがいとなっています。
遠くにすむ兄は、いつまでも働かずひきこもり状況にあるIさんに対して不満を抱えていますが、母は兄に『あの子がいるから、私は助かっているのよ』となだめ、兄もそれ以上のことは言えずにいます。

——Iさん、ひきこもらずに、もっと上手に逃げる術はなかったのでしょうか。

——社会から逃げ続けているIさんに対して、家族はどう関わっていけばよいのでしょうか。

vignette

10

逃げられ編

部下との絆

Jさん

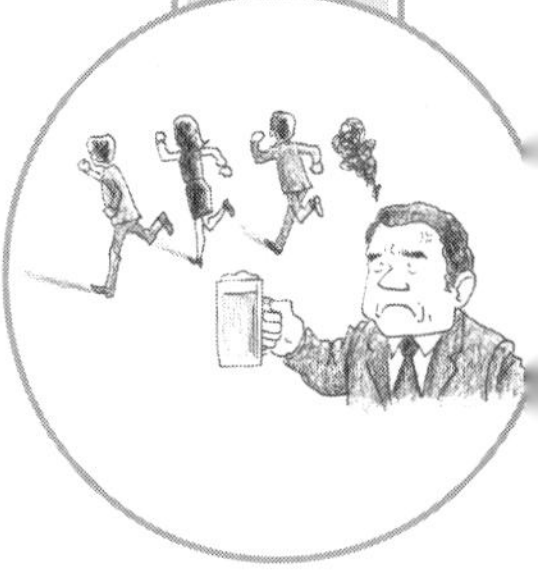

大学卒業後、現在の会社に就職し、営業一筋三十年のキャリアを持つJさん。人あたり良く、成績も秀でており、顧客や上司から絶大の信頼を得ていました。こうした実績が評価され、五年前、会社が某地方都市に進出することになった折、支店長に抜擢されました。

学生時代から体育会系で、会社に入っても、上下関係を重んじて、上司や顧客から誘われた飲み会やゴルフには欠かさず参加していたJさんにとって、上司や顧客とのこうした親密な関係は、かけがえのないものでした。

支店長になって「これからは自分が上司の立場で、部下を叱咤激励せねば」と意気込み、新規採用した部下たちを引き連れて飲み会を、節目節目に催していました。飲み会では部下達の営業の成績を上げるべく、自身のこれまでの成功談を語り、時には営業で成果の上がらない部下に厳しく叱咤することもありました。

こうした叱咤は、Jさん自身が若い頃に上司から得てきた激励であり、Jさんとしては当然の振る舞いと思っていました。そうしたなかJさんの支店では、「この会社にはついていけません」と逃げるように突然退職する職員が続出することになったのです。

Jさんは「自分の叱咤激励が足りないのでは?」と思い、飲み会やゴルフの誘いを増やしましたが、効果が出るどころか、ますます離職者が増えており、「なんでオレから逃げていくんだ!」と立腹することが増え、部下への当たりが以前より強くなってきました。

本社の役員からは『君の支店はどうなっているんだ!? つぎつぎに離職者が出ているじゃないか!』と叱責を受け、この頃より、健康診断では高血圧を指摘され、胃痛や頭痛に悩まされている日々を送っています。

——どうしてJさんはこれほどまでに、逃げた部下に腹を立てているのでしょうか。

——そもそも、なぜJさんは、逃げる部下の気持を理解できないのでしょうか。

前篇　逃げることは　なかなか難しい

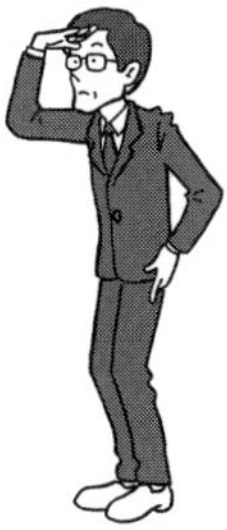

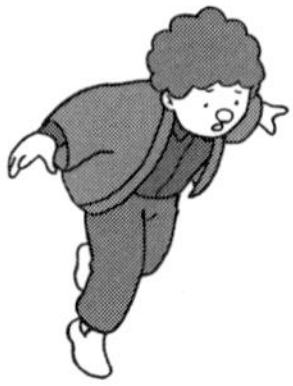

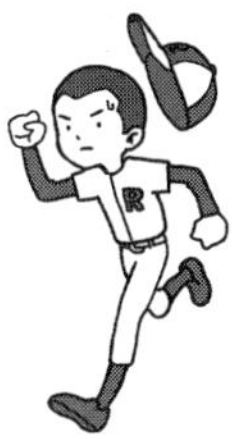

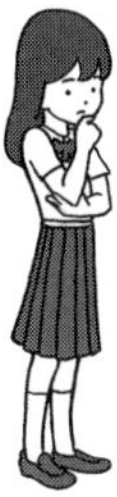

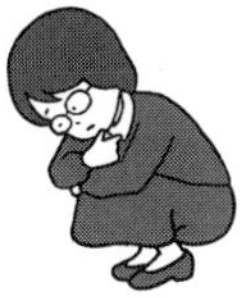

第1章

逃げるのは、よくないこと？

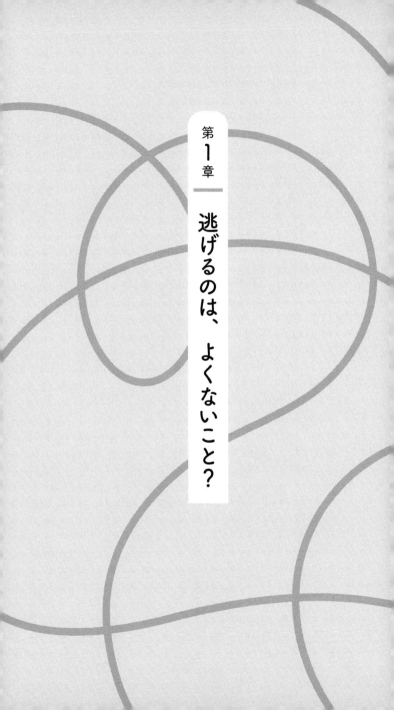

私たち日本人にはどこか、「逃げないこと」を美しいと捉える心性があって、逃げるのは「美しくない」こと、ともすれば「悪い」ことになりかねません。

先にも記しましたように、私は日々、精神科医として数多くの患者さんと出会い、かれらの人生物語に耳を傾けているのですが、〝逃げる〟にまつわるエピソードが意外と多いんです。

あるとき、「逃げるエピソード、どのくらいあるんだろう?」って、数えてみたんです。その日は二十数名の診察を担当しましたが、少なくとも一人は「逃げる」という言葉を直接使いながら苦悩を語っていました。さらに数名の患者さんは、「逃げる」という言葉を直接は使わなくても、それにまつわる話をしていました。

つまり、私が出会った患者さんの三割が〝逃げる〟テーマをめぐって苦悩していたというわけです。

そのくらい、こころの臨床で〝逃げる〟は重要なテーマなのです。しかしながら、精神医学のテーマとして〝逃げる〟が真剣に取り扱われたことはこれまでなかったかもしれません。

巻頭ビネットのGさんのような古典的なうつ病の患者さんは、「逃げた」ことへの罪悪感を涙ながらに語り続けます。

他方、近年〈新型／現代型うつ〉と呼ばれる新しいタイプの抑うつ症候群があります。Iさんのような方です。かれらは「逃げないことは美しい」あるいは「逃げるのは悪いこと」という従来の日本人の感覚を、もっていないのかもしれません。実際にかれらは〝逃げる〟アクションを起こしがちです。こうした〈新型／現代型うつ〉の患者さんの場合、当事者よりも、周りの上司や家族が困り果てているというケースが稀ではありません。

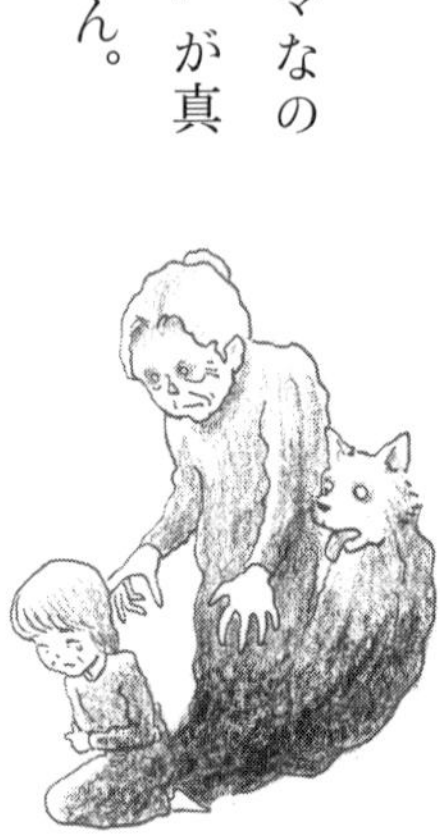

そうした人たちは逃げ続けた結果として、いま大きな問題になっている《社会的ひきこもり》（ひきこもり）に至ることがあるのです。ひきこもりを「社会からの回避」と捉えるなら、「ひきこもり」こそが逃げる人の典型例といっても過言ではないかもしれません。

本章では〝逃げる〟にまつわる精神科臨床の一端を紹介します。

うつは恥ずかしい？

こころの病気は隠したい

からだの病気とこころの病気の違いって、みなさんおわかりになりますよね。

からだの病気は「身体」を病むことで、こころの病気は「精神」を病むことでしょ、って多くの方はお答えになると思います。こ

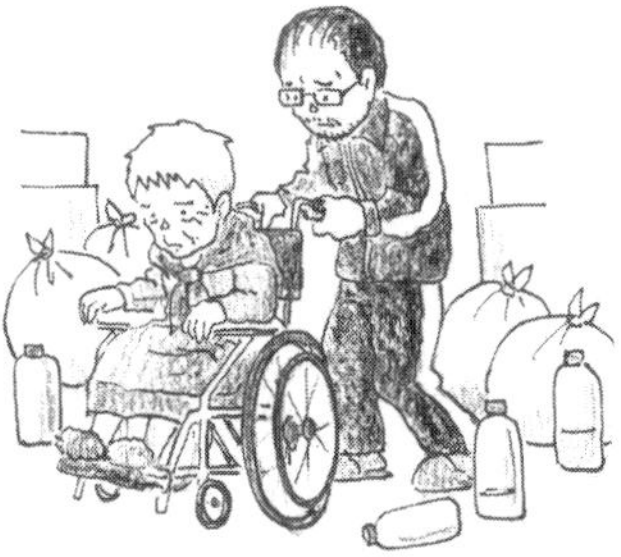

こでは、正解としておきましょう。実際には、身体と精神はそうそう容易く割り切れないわけですが、ここではわかりやすく、割り切って考えましょう。

では、自分が病気になること、自分が病気をもっていることとは、恥ずかしいことでしょうか。この〝恥〟意識に注目したとたん、からだの病気とこころの病気とは、大きく捉えられ方が異なってくるのです。

たとえば、お腹が痛くなった、歯が痛くなったとしましょう。そのとき、みなさんは恥ずかしいですか？　おそらく〝恥〟は感じないでしょう。からだの痛みが続けば「もう我慢できない、いまから内科受診しよう」とか「明日にでも歯医者さんに行こう」と、躊躇うことなく実際、受診するはずです。

一方、こころの病気の場合はどうでしょう。気持が晴れずに憂うつで何もする気が起きなかったり、「何もできない、こんな自分は駄目だ！」と自分を責め立てるような気持が強く湧くこと、ありませんか？　プロローグのビネットでのBさんやHさん、そうした気持を抱えているようです。

こうした気持は〈うつ病〉を患ったときに生じやすいのですが、もし、みなさん、こうした気持のときに、周りから突然「あなたはうつ病です」と指摘されたら、どうでしょう。多くの方は「自分はうつ病なんかじゃないぞ！」と反発したくなるのではないでしょうか。そして「周りから、自分のことをうつ病だと思われたらどうしよう……」、そう思われないように平静を装おう」として、自分のつらい気持がオモテに出ないように、隠そうとするのではないでしょうか。

Bさんと Hさんはまさに、こうした状況にあるのではないでしょうか。

なぜ私たちは、こころの病気をもつことを隠したくなるのでしょう。

そこにはたらいている〝恥〟意識が、私たちを「逃げたい」気持に追いやることもあります。それでは、いまから逃げたい気持にフォーカスを当てて、ふたつのタイプのうつ病を紹介します。

逃げないうつ

恥・罪から生じるタイプ

従来、日本におけるうつ病の典型といえば〈メランコリー親和型〉うつ病でした。勤勉・生真面目・凝り性といった性格傾向をもつ中高年の男性が、その典型とされています。

いまから百年前といいますから、第一次世界大戦そして第二次世界大戦へ至る軍国主義の時代です。当時、日本ではこうしたうつ病が流行っていたようです。九州帝国大学精神病学教室〔現：九州大学大学院医学研究院精神病態医学〕の二代目教授だった下田光造先生は、こうしたうつ病のもとになる性格傾向〔病前性格といいます〕を〈執着気質〉と名づけていました。

現代の私たちが「執着」気質と聞くと、「ネチっこい」人を想像するかもしれませんが、下田先生が提唱した〈執着気質〉はそうではありません。その特徴を見てみましょう。

仕事熱心　／　凝り性　／　徹底的　／　正直　／　几帳面

強い正義感　／　ごまかしや「ずぼら」ができない

朝ドラに出てくるような、当時の軍人さんをイメージするとよいでしょうか。戦前だけでなく戦後も、こうした性格傾向を基盤としてうつ病を発症する方々が少なからず存在していました。

高度経済成長のなかでモーレツ社員として働いていた世代の多くは、こうした気質を具えていたのではないでしょうか。基本的にこうした性格傾向は、日本社会では、模範的な優等生として受け入れられやすいのです。

ところで、メランコリーというのはもともとギリシャ語で「黒い胆汁」を意味していて、古来「憂鬱《ゆううつ》」を指す言葉でした。〈メランコリー型〉うつ病というのは、一九六〇年代にドイツの精神病理学者テレンバッハ博士が名づけた、ひとつの型です。秩序やルールに忠実で、献身的で、真面目、仕事熱心、責任感が強いなどの特徴があり、概ね下田の〈執着気質〉と共通する病前性格が指摘されています。

ひとつの典型を、架空ビネットで呈示してみましょう。

四十五歳の男性体育教師　Kさん

主訴　不眠

生活歴　Kさんは二人兄弟の長男として、地方都市で生まれ育ちました。元来、真面目な性格で、空手に打ち込みつつ文武両道を目指して、学業成績も良く、推薦枠で地方国立大学教育学部に進学後、公立高校の体育教師になりました。既婚で、子供が三人います。

職歴　教育指導に熱心で、親身になってくれる教師として、生徒からも同僚からも人望が厚かったKさん。数年ごとに赴任地の異動がありましたが、特にこれまで問題はありませんでした。六ヵ月前に、これまでの中小規模高校とは異なり、都市部の生徒数の多い高校に赴任しました。

精神科既往：なし　／　家族歴：特記事項なし　／　薬物使用その他：なし

現病歴　授業以外に、空手部の顧問として、放課後および休日はボランティアで部活の指導に熱心で、こうして熱心に奉仕することは「教師として当然の義務」と思っていました。しかし他の同僚教師はそうではなく、自然とKさんだけ仕事量が増えていきました。これまでの学校と違い、教師も生徒も「ビジネスライクで冷めている」ことに、言葉にならない苛立ちを感じるようになりました。

二ヵ月前、空手の大会と合宿を終えた頃より、早朝覚醒、頭痛が出現し、日中の倦怠感を自覚するようになりましたが、無理して出勤していました。この一ヵ月は、どうしても朝起きられず欠勤・遅刻することが重なり、心配した妻が、近くの精神科クリニックに電話し、いやがる本人をなんとか説得してクリニックに連れてきたのです。

初診時　Kさんは『ただ、きつくて起きれないだけなんです……こんな僕じゃ、周りに迷惑をかけっぱなしで申し訳ない……教師として不甲斐ない……自分にはもう仕事をする資格もない……すべて……だめなんです……』と、沈んだ表情で、小声で、ぼそりぼそりと語り、うっすらと涙を浮かべ、頭を垂れました。

Kさんの妻は『以前は明るい夫でしたが、いまでは、生気を失ったようで、いつも俯いてばかりで、家族との会話もめっきり減りました。前の夫に戻りますか？』と訴えました。

いかがでしたか。これこそが〈メランコリー型うつ病〉の典型例なのです。

さて、こうしたメランコリー親和型うつ病の方々の特徴は、これまでの家庭、職場そして学校から「逃げない」という点です。かれらは決して逃げようとしないのです。「逃げないことは美しい」という美学を矜持としている人たち、と言ってもよいかもしれません。

プロローグのビネットで紹介した中堅管理職のCさんや、だらしない彼氏との交際をだらだらと続けるDさん、名門一家の後継ぎEさん、ひとり娘として母と弟を支えるFさんも、このまま逃げずに進んでゆくと、メランコリータイプのうつ病になりそうです。部下が次々にやめていくなかで支店長を続けているJさんも、このままいくと同様のうつ病に至るかもしれません。

母を亡くしペットロスのGさんは、すでにこのタイプのうつ病を発症しているといってよいでしょう。うつ病は「喪失」の病いです。過去の世界から逃げることが出来ない病いといっても

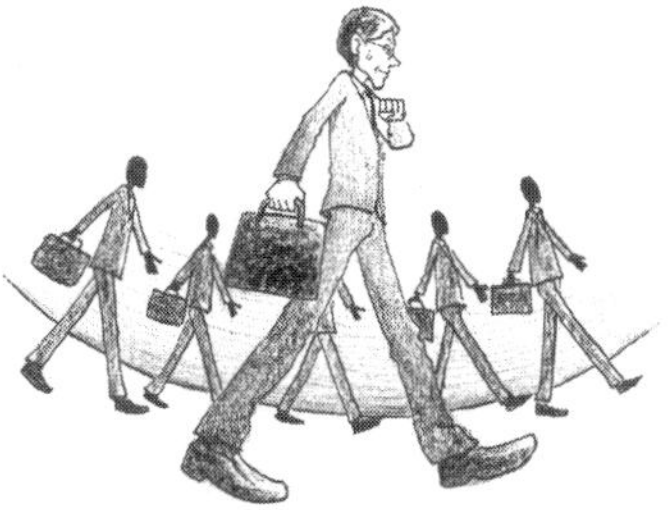

よいかと、私は思っています。時間が止まっているのです。

見方を変えると、時間を止めることで過去の世界を失うという喪失の苦痛から逃げている、という側面もあります。

〝逃げる〟というアクションを起こすとき、私たちのこころのなかには「罪悪感」が生じてきます。罪悪感が生じることじたいは、人間であれば当然の自然な現象です。しかし過剰な罪悪感は、「過去から逃げる」ことを著しく阻害させるのです。

死んで償わねばならないほどの罪深いことを実際に犯した人は、そうそう多くはないでしょう。しかし、こうしたメランコリータイプのうつ病の方は、「死んで償わねばならない」というほどに過剰な罪意識を、主観的には体験しているの

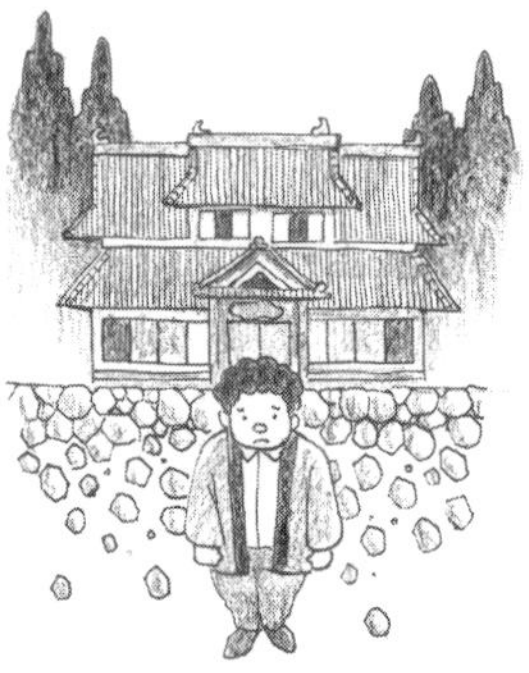

です。実に苦しいことだと思います。

そのようにうつ病では、こころの視野が狭窄してしまうのです。Gさんの視界には、喪失した母や愛犬がいまも生きているかのとごく、くっきりとした残影としてこびりついて離れないのです。

逃げるが負け？　新型／現代型うつ

じつは近年、こうした従来の〈執着気質〉や〈メランコリー性格〉をもとにした古典的なプロトタイプとは異なるうつ病のタイプが台頭してきたのです。こうした方々はマスコミでは「新型うつ」「現代型うつ」と呼ばれており、私の研究室では、「現代抑うつ症候群」と暫定的に呼んだりしてきました。本書では

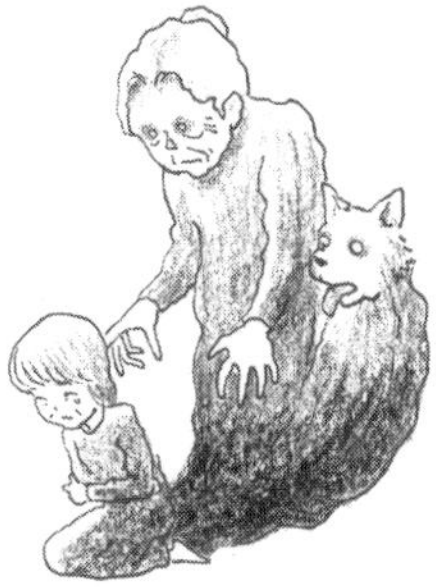

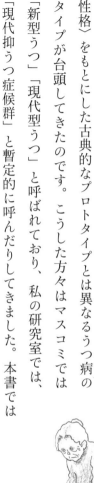

〈新型／現代型うつ〉と呼ぶことにします。

〈新型／現代型うつ〉には、「職場や学校ではみずから抑うつ症状を訴えて、すぐに休んだりするものの、授業や業務以外の時間や、週末などには、割と快適に生活できている」という特徴があります。そのため、周りから『逃げてばかりでみっともない』『ただ怠けているだけじゃない?!』と、陰口を叩かれやすいのです。

つまり、メランコリー型うつ病は「逃げない」人たちだったのですが、新型／現代型うつは「逃げる」人たちなのです。正反対といってもよいでしょう。

新型／現代型うつという病気の概念のもとになる〈ディスチミア親和型うつ病〉が提唱されたのは二〇〇五年のことです。この概念は、九州大学精神科精神病理グループの先輩であった樽味《たるみ》伸《しん》さんによるものです。

無念なことに……樽味さんはこの直後に急逝されました。私はこの時期、樽味さんとデスクを隣にしていたのですが、亡くなったときの遣る瀬なさは、いまでも忘れることができません。私の研究室では、樽味さんの後進として、彼の萌芽的な概念を現代の精神医療・精神医学に採り入れる活動を続けてきました。

樽味さんは〈新型/現代型うつ〉の病前性格として、次のような特徴を挙げています。

①もともと勤勉ではない
②社会におけるヒエラルキーや階級を毛嫌いしたり避ける
③社会的な役割のない状態を好む
④他罰的傾向
⑤漠然とした万能感

こうした特徴は〈新型/現代型うつ〉の方々だけでなく、ある種、現代人に共通する気質かもしれません。私自身にもこうした傾向がまったく無いとはいえません。みなさん、いかがでしょうか？
ひとつ典型例を、架空ビネットで呈示しましょう。

二十一歳の男子大学生Lさん

主訴　気分が落ち込む。やる気が出ない。

生活歴　Lさんは一人っ子で、会社員の父と専業主婦の母のもとで手厚く養育されました。学業は中の上で、運動では球技は好きになれず、水泳部に所属し、友達つきあいは人並みにこなしていました。将来の目標は特になく、両親に勧められるがままに、東京の私立大学経済学部に進学するとともに親元を離れました。特に親しい友人はつくらずに、授業だけはきちんと出て進級していました。

精神科既往：なし　／　家族歴：特記事項なし　／　薬物使用その他：なし

現病歴　最終学年になり、同級生が次々と就職内定するなか、Lさんは希望の職業も将来のビジョンも見つからず、ただ、焦っていました。いくつかの就職試験を受けていましたが、うまくいかず、就職担当の教官からは『いままで何して生きてきたの？　もっとやる気を出さないと、社会に出ても務まらないよ』と言われました。内心、非常に腹立ちを覚えましたが、黙っていました。

以来、Lさんは、遅刻や欠席が目立つようになってきました。暇つぶしに始めたネットの出会い系サイトにめり込み、そこで、女性と知り合いました。その女性と数回デートをしましたが、「つまらない人」と交際を断られて、直後より気分が落ち込み、同時に、怒りが込み上げてきました。

その後、大学にはまったく通うことがなく、ただただ、ネットをして気張らしするという生活を送るようになりました。ネットで「うつ病は薬で治る」というサイトを発見し、近くの精神科医療機関へ受診してきました。

初診時

Lさんは入室すると、『わたしは○○大学に通っているLです』と丁寧に一礼し、『どうしましたか?』という問いに、メモしてきたこれまでの生活歴・病歴を読み上げました。読み終わったあとに、みずからネットで探したうつ病チェックリストをあなたに手渡し、『先生、いま言ったように、僕、この診断基準に当てはまると思います。SSRIが効くって書いてありました』と、みずから薬を要求してきました。

いかがでしょう、こうした人、周りにいませんか? 特に学生や、社会人になりたての方々で、こうした症例を少なからずお見受けします。こうした方々の特徴は、すぐに逃げ道を探すというか、特に躊躇ったり恥じらったりもなく「逃げるアクション」を起こすという点です。「けっして逃げない」従来のメランコリー親和型うつの方々とは対極にあります。

つまり、〈メランコリー型うつ〉と〈新型／現代型うつ〉の違いは、「逃げる」か「逃げない」か、という点にあるのです。そこには、先に述べたような恥ずかしさの違いが見え隠れしています。

そもそも、〝恥〟意識の発生には、かれらが生まれ育った環境、生育当時の時代社会そして文化が大きく影響するのです。学校や職場から逃げることは「恥ずかしい」という気持、読者のみなさん、おわかりになるでしょうか。おそらくそこには、世代的な違いが存在しているはずです。年配の方々であれば、「逃げるが恥」という気持、よくおわかりになるのではないでしょうか。かたや十代・二十代の方々はずいぶん異なる印象を抱かれるかもしれません。

あなたは、どの程度〈新型／現代型うつ〉的な性格傾向をおもちでしょうか？

精神科医でもその評価は実際には難しいのです。

そこで、私の研究室では、こうした方々を簡便に把握するための自記式スケール（アンケート）を開発しました。新型／現代型うつ概念の元になる〈ディスチミア親和型うつ病〉を提唱した故・樽味さんの名前にちなんで、「22項目版・樽味の『新型／現代型うつ』病前性格評価尺度（The 22-item Tarumi's Modern-Type of Depression Trait Scale: Avoidance of Social Roles, Complaint, and Low Self-Esteem：略称 TACS-22）」と名づけました。二二項目の質問に回答することで、あなたの〈新型／現代型うつ〉傾向を簡便に把握することが出来ます。

あなたのスコアは、何点でしたか？　大学病院で実施した私たちの予備的な臨床研究では、うつ病患者さんのなかで、このスコアが五〇点を超えると〈新型／現代型うつ〉である可能性が高いことがわかってきています。

この質問票には、三つの下位因子があります。以下に答えると、それぞれの因子のスコアが出てきて、より詳しく知ることが出来ます。

[TACS-22]

以下の文章は普段のあなたにどのくらいあてはまりますか？

最も適切な番号をひとつ選び、○をつけてください。 あまり深く考え込まずに答えてください。

		あてはまらない	あまりあてはまらない	どちらでもない	少しあてはまる	あてはまる
1	周囲から休むように言ってもらいたい	0	1	2	3	4
2	自分は傷つきやすい人間だ	0	1	2	3	4
3	仕事や勉強より、好きなことだけをして過ごしたい	0	1	2	3	4
4	人生は何とかなると思う	4	3	2	1	0
5	社会人や学生という枠にはめて欲しくない	0	1	2	3	4
6	社会がなくなってしまえばいいと思う	0	1	2	3	4
7	周りの人に自分の個性を尊重してほしい	0	1	2	3	4
8	何事も完璧でないと気が済まない	0	1	2	3	4
9	人生には苦労が必要だ	4	3	2	1	0
10	誰も自分を理解してくれない	0	1	2	3	4
11	周囲に合わせるよりも、マイペースに生きていきたい	0	1	2	3	4
12	自分は価値のない人間だ	0	1	2	3	4
13	調子が悪い時に休むのは当然だ	0	1	2	3	4
14	周囲の人のサポートが足りない	0	1	2	3	4
15	人に頼りたい	0	1	2	3	4
16	周囲の人から気をつかわれるとつらい	0	1	2	3	4
17	したくないことには手を抜く	0	1	2	3	4
18	身に覚えのないことで非難される	0	1	2	3	4
19	あまり苦労せずに生きていきたい	0	1	2	3	4
20	つらい気持ちが表情や動きに出やすい	0	1	2	3	4
21	世の中には無駄な決まりが多い	0	1	2	3	4
22	今の自分の状態は周りの人の責任だ	0	1	2	3	4
	小計					
	合計					点

「因子A：社会的役割の回避」「因子B：不平不満」「因子C：自尊心の低さ」――〈新型／現代型うつ〉傾向がある人々は、社会的役割を回避しやすく、不平不満を抱きやすく、かつ、自尊心が低いということです。あなたは、それぞれ何点でしたか？　それぞれ二四点／一二点／一六点以上ですと、こうした傾向が高い状態といえそうです。特に「逃げる」行動をとりやすいのは因子Aが高い方です。

〈メランコリー型うつ〉タイプは、社会的役割を回避したり、不平不満を訴えることに対して「恥ずかしい」「みっともない」「無作法」という思いを抱く人たちといってもよいでしょう。反面〈新型／現代型うつ〉タイプの人たちは、こうしたアクションをとることに対する、〝恥〟意識が乏しく、自分を責めるというよりは「相手が悪い！」と他責的で、不平不満を抱きがちなのです。

因子A		あてはまらない	あまりあてはまらない	どちらでもない	少しあてはまる	あてはまる
3	仕事や勉強より、好きなことだけをして過ごしたい	0	1	2	3	4
5	社会人や学生という枠にはめて欲しくない	0	1	2	3	4
7	周りの人に自分の個性を尊重してほしい	0	1	2	3	4
9	人生には苦労が必要だ	4	3	2	1	0
11	周囲に合わせるよりも、マイペースに生きていきたい	0	1	2	3	4
13	調子が悪い時に休むのは当然だ	0	1	2	3	4
15	人に頼りたい	0	1	2	3	4
17	したくないことには手を抜く	0	1	2	3	4
19	あまり苦労せずに生きていきたい	0	1	2	3	4
21	世の中には無駄な決まりが多い	0	1	2	3	4
	小計					
	合計					点

↑上は、因子A「社会的役割の回避（Avoidance of Social Roles）」項目9＝逆転項目

因子B		あてはまらない	あまりあてはまらない	どちらでもない	少しあてはまる	あてはまる
1	周囲から休むように言ってもらいたい	0	1	2	3	4
6	社会がなくなってしまえばいいと思う	0	1	2	3	4
10	誰も自分を理解してくれない	0	1	2	3	4
14	周囲の人のサポートが足りない	0	1	2	3	4
18	身に覚えのないことで非難される	0	1	2	3	4
22	今の自分の状態は周りの人の責任だ	0	1	2	3	4
	小計					
	合計					点

↑上は、因子B「不平不満（Complaint）」

因子C		あてはまらない	あまりあてはまらない	どちらでもない	少しあてはまる	あてはまる
2	自分は傷つきやすい人間だ	0	1	2	3	4
4	人生は何とかなると思う	4	3	2	1	0
8	何事も完璧でないと気が済まない	0	1	2	3	4
12	自分は価値のない人間だ	0	1	2	3	4
16	周囲の人から気をつかわれるとつらい	0	1	2	3	4
20	つらい気持ちが表情や動きに出やすい	0	1	2	3	4
	小計					
	合計					点

↑下は、因子C「低い自尊心」項目4＝逆転項目

ひきこもり

社会のなかで上手に逃げられない

つぎは、大きな社会問題になっている《社会的ひきこもり》〔以下、ひきこもり〕について、〃逃げる〃という観点から眺めてみます。ひきこもりを「社会からの回避」と捉えるなら、かれらは「逃げる人」の典型例といってても過言ではないでしょう。以前の論文で紹介した、ひきこもりの典型例をひとつ、架空ビネットとして呈示します。

二十四歳の無職男性Mさん

主訴　（両親）ずっと部屋に引きこもっている。（本人）わかりません。

生活歴　Mさんは、一人っ子で、寝室が二つある都市部のマンションで、両親に育てられました。

小学時代まで、特に発達の問題を指摘されたことはありませんでした。中学時代には、しばしば学校を休み、同年代の友達とのつきあいを避けるようになりましたが、その理由をMさんは、小学時代のいじめが原因だと言っていました。成績は中の上程度で、現役で地元の中程度の学力で入れる大学の工学部に進学しました。大学三年のとき（二十一歳）に、特に誘因なく大学を中退しました。

家族歴　特記事項なし

現病歴　退学して三年間、Mさんは終日、自室で生活する日々を送っています。毎日の食事は、母親が彼の部屋の前に配膳しています。昼夜逆転していて、ネットサーフィン、ネット掲示板でチャット、漫画を読んだり、ビデオゲームをしたりして過ごしています。両親の勧めにもかかわらず、頑なに、新しい学校に行くことや働くことを拒否し、自室から出ようとしません。
一年ほど前から、両親がMさんをいくつかの病院に受診させたところ、うつ病と診断されたり、統合失調症疑いと診断されたりしました。神経心理学的検査では認知の異常はなく、脳波・脳画像検査でも明らかな異常所見を認めませんでした。抗うつ薬や抗精神病薬といった薬物療法を試しましたが、うまくいきませんでした。

初診時

いまだに引きこもっている息子をどうにかしたいと、Mさんは新しい精神科医のもとへ連れて来られました。彼は両親のあいだに礼儀正しく突っ立っていました。彼の態度からは、幻覚妄想などの精神病を示唆するような所見はなく、ただただ大人しい人という印象でした。声を掛けても、『わかりません』と返すのでした。

プロローグで紹介したIさんも、まさにひきこもり状況にある五十代です。居心地が悪くなった会社から「逃げた」ことを契機として、ひきこもり生活を送っていますが、「逃げるが負け」といいますか、逃げたことで人生が好転しているわけではないようです。《ひきこもり》というのは、「上手に逃げられない」生活の最終形という捉え方もできるわけです。

あなたはどの程度、ひきこもり的な状況にいますか？

私の研究室（ひきこもり研究ラボ＠九州大学）では、ひきこもり度を自分自身で評価できるツールの開発を進めており、あなたの直近一カ月間のひきこもり度を知ることが出来ます。*

二〇二二年に開発したばかりで、まだ厳密なカットオフ値（「何点以上ならひきこもり！」というスコア）は定義していませんが、現時点では、二〇点を超えるとひきこもりリスクあり／四〇点を超えるとかなりリスクが高い状態と考えています。

なお、このアンケートは三つの因子「A：孤立《Isolation》」「B：社会化の欠如《Socialization》」

*

「C：情緒的支援の欠如 *Emotional Support*」から成っています。特にA「孤立」度が高い場合は、物理的にひきこもりに近い状態にあると考えた方がよいでしょう。この状態が続くと、本当のひきこもりになってしまいかねませんので、注意が必要です。「社会化の欠如」および「情緒的支援の欠如」は、ひきこもりを助長する因子と捉えることが出来ます。安心して相談できるような居場所がない状況におかれているようです。あるいは、そもそも居場所づくりが苦手なのかもしれません。こうした方は「逃げるが負け」に繋がりやすいのです。

ところで、私は〈新型／現代型うつ〉と《ひきこもり》は密接に関係していると思っています。長期ひきこもっているケースの場合、ひきこもり初期あるいはひきこもる直前の状況を知ることは難しいのですが、少なからず多くのひきこもりの方々は、現在の居所《どころ》でのストレス増加↓辛いから「逃げる」↓「逃げて」も好転しない状況の長期化↓ひきこもり、というパスウェイを経て、数年・数十年のひきこもりライフになっていると私は思っています。

つまり〈新型／現代型うつ〉は《ひきこもり》のゲートウェイ障害なのです。この本の第5章では、下手な逃げ方から上手な逃げ方を身につけることで、新型／現代型うつやひきこもりを予防したり、ひきこもり長期化を防ぐメソッドを伝授したいと思います。

逃げないこころは美しい？

語られない伝承

逃げないこころは美しい。それは日本人にとって真理といってよいのではないでしょうか。日本では、逃げないこころこそが「美談」として語られるのです。そこには、美談として語りたい私たちがいるのです。

つい先日、スポーツジムにいき、無音のテレビに目をやると、高校野球の準決勝が映っていました。中盤でしたが、すでに一〇点以上の差がついていました。

カメラは、負けているチームのベンチに苦悩の顔で座り込む選手を映し出しています。想像でしかありませんが、私はこう思ったのです、「きっと彼こそが大量得点をとられたピッチャーだろうなあ、つらかろうなあ、逃げ出したいだろうに辛抱しているなあ。すばらしいメンタリティの持ち主だなあ、すごいなあ」と。

カメラマンは日本人の私たちが感動するポイントを心得ているようでした。圧倒的な負け戦のなか、逃げない彼の姿を映し出すことで、聴衆に感動を届けたかったのでしょう、きっと。このように、逃げないこころは美しいのです。

前章で見たように、〈メランコリー親和型うつ〉の人って、「逃げない」人たちなのです。

かれらは何から逃げないかって……「社会的な役割」から逃げないのです。「私は〇〇会社の〇〇です」「私は〇〇クラスの担任です」っていう肩書きに縛られて、身動きできずに、がんじがらめになって周りの人に連れられて受診というのが、先ほどのビネットの体育教師Kさんでした。

〈メランコリー親和型うつ病〉が量産されていたのは、昭和初期の戦前から戦後の時代といってよいかもしれませんが、そうした時代においては、「社会的役割」がとても重要な意味をなしていました。立派な社会的役割をまっとうすることが、生きるうえで重視されていたのです。

戦渦にあっては「大日本帝国のために尽くす」という役割意識を日本国民がもっていた（持たされていた）ことは想像に難くありません。こうした気持をもてない国民は、国民に非ず、ということで厳しく処せられたかもしれないのです。語り継がれる特攻隊も、まさに、お国のために逃げずに戦い続けた勇敢な戦士として私たちのこころのなかに描き込まれています。

つまり、「逃げないこころ」を美しいと感じる日本人のメンタリティ。その種のひとつとして、長年語り継がれる戦争が影響しているのかもしれません。

ただ、ここで留意すべきなのは、語られる物語ばかりが伝承されるわけではないということです。言葉としてつまり物語として語られなくても（否、かたられないからこそ）伝承されるメンタリティもあるのです。じつは、言葉になっていないからこそ伝承される、そのほうが大きいかもしれません。

ですから本書では、敢えて「逃げないことは美しい」と言葉にしてみたのです。そこに語られていないこころを言葉にすることによって、その言葉が耕され、新しい伝承のされ方が生まれることを、この本では期待しているのです。

仕事を休めない

戻ったらどう思われるだろう

私事ですが、娘の高校入学式出席のため、わずか半日ですが久々に有給休暇をとりました。大きな講堂での開催でしたが、コロナ禍のため家族一人だけの同席が許可されており、幾つかの事情が重なり、父親である私が出席することになったのです。

私は「五分の一くらいは父親が参加するだろう」と期待していたのですが、蓋を開けてみると、娘のクラスのなかで父親の参加者は、私を含めてわずか二人だけでした。こうしたイベントで母親ではなく父親が平日昼間に休むというのは、まだ私たちの社会では珍しいことなのかもしれません。そのことを知る体験となりました。

「休む」という行為のなかには、「所属している組織（会社・学校……）から逃げる」というかたちで周囲からネガティブに思われやすい、そんな風潮が残っているからかもしれません。もちろん、父親が育休を申請できるようになるなど、社会は変わりつつありますが。

海外の方々と付き合うようになり、つくづく思い知らされたのは、私たちは休まない（休めない）国民だなってことです。欧米の友人たちは、うらやましくなるくらい長期休暇をとっているのです。夏に一ヵ月バカンスをとることは、いまでも普通のようです。一週間休もうものなら「戻ったら周りからどう思われるだろうか」と冷や冷やしている私とは、おお違いです。

こうした心持は、私に限ったことではなく、日本人に広くシェアされる感覚ではないでしょうか。私たちのこころのなかには、職場を離れること、さらにいえば職場から逃げることへの罪悪感があるようです。

第2章

逃げる?　逃げない??

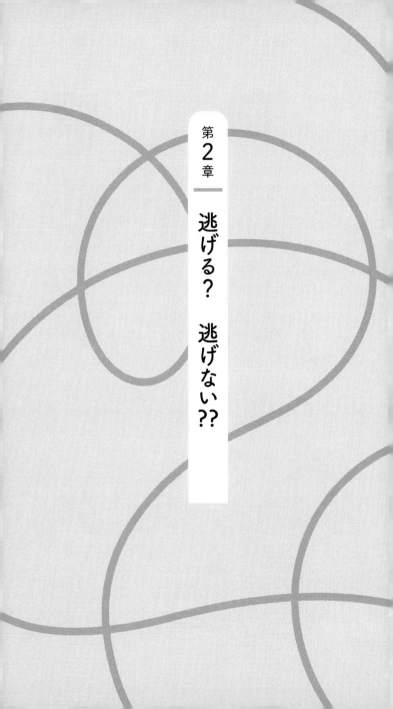

逃げるか／逃げないかの判断って、じつに難しいものです。

ある人が、自分から物理的に離れていくという事実があるとしましょう。そのとき、離れていく彼・彼女をどのようにジャッジするでしょうか。ある人は、何も考えずに「あ、あの人、どっか行くんだな」と。別な人は「ついに巣立ちの時か、よかった、よかった」と。さらに別の人は「あいつ、オレのところから逃げて行きやがって」と。

つまり、私たち自身から物理的に距離が離れていく相手のことを、「逃げる」とジャッジするか、「巣立つ」と捉えるかは、私たち自身のこころが決めるのです。

このように「人と人のあいだに浮かびあがる（双方ちがう）思い」のようなものを、専門用語では「間主観《かんしゅかん》」と呼んだりします。

本章では、この「自分と相手の関係」を理解できるようになると、どうなるかを俯瞰的に見てみましょう。読者のみなさんの〝逃げるセンサー〟がバージョンアップすることを期待します。

わたしとあなたのこころの距離

まず、人と人との物理的距離と心理的距離について考えてみましょう。

SさんとTさんという二人の人がいます。これまでSさんとTさんは同じ距離の範囲内で生活していたとしましょう。たとえば、生まれたばかりの赤ちゃんとお母さんは、二十四時間ほぼ終日、数メートルの距離間で生活していますよね。極端な喩えですが、これまでSさんとTさんは一〇mの範囲内で生活していたとします。あるとき、Sさんが定点に立っていて、TさんがSさんからこれまでより五m離れたところへ物理的に移動したとします。つまり、SさんとTさんの距離が一五mになったのです。
このときSさんは、どのような心理的体験をするのでしょうか。定点にいるSさんの気持を考えてみてください。Tさんはなぜ、Sさんとの物理的距離を五mのばしたのでしょう？　Sさん、そしてTさんは、さまざまな情緒的な体験をすることになるのです。ロボットみたいに「Tサンハゴメートルトオクニイキマシタ」と淡々と情緒なく体験できないのが、私たち人間なのです。

たとえば、学校をイメージしてみてください。Sさん＝学校の担任教師、Tさん＝Sさんの担任クラスの生徒、としましょう。ここでのS先生とT生徒の物理的距離が五m離れたというのは、「卒業していった」というイベントに譬えてよいでしょう。このときS先生は、「Tさん、冷や冷やしたけど、大学に合格して、卒業できてよかったなあ、きっと元気しているだろうな」とホッとする体験をしているかもしれません。あるいは、「Tさん、受験失敗して浪人することになったみたいだけど、大丈夫かな？　遠くの予備校に行ったけど、寮生活で寝坊ばかりしているんじゃないかな？　ちゃんと起こしてくれる人いるのかな？」と心配な気持を抱いているかもしれません。

一方、Tさんはどのような気持を抱いているのでしょう。受験に合格して大学に羽ばたいていったTさんであれば、「S先生の指導のおかげで卒業できました。先生、ありがとうございます。今度、地元に戻ったら、近所の美味しい御菓子、手土産に持って行こうかな」と、S先生との体験を暖かいものとしてこころのなかにもっているかもしれません。

受験に不合格となったTさんであれば、「S先生、厳しすぎだったよ。叱咤激励ばかりしていたけど、結局は僕のこと、嫌いだったんでしょ。いまは、卒業して、S先生と離れることができてホッとした。……それにしても、この浪人生活、いつまで続くのかな？　……合格するまでは地元に戻りたくないなあ、S先生にも会いたくないなあ……会うとまた叱られそうで……もうあんな体験、うんざり」

というように、S先生に対するネガティブな気持を抱いているかもしれません。

つまり、ここで大切なのは、物理的には二人のあいだの同じ距離の変化であっても、二人それぞれのこころのなかの体験（主観的体験）は、誰と誰のあいだなのかによって千差万別だということです。そして、多くの場合、Sさんの主観的体験とTさんの主観的体験は異なっているのです。

SさんとTさんが主観的に完全に同じ体験をするということは、じつはあり得ないのです。そうであるのに、私たち人間は「相手は私と同じように考えている」と思いがちなのです。Sさんの主観とTさんの主観のあいだの相互関係のことを、先ほど触れましたように〈間主観《かんしゅかん》〉といいます。ここでは「間主観的」体験として〝逃げる〟ことを考えてみましょう。

先生から逃げない子どもたち

さきほどの先生Sと生徒T、いかがでしたか。

読者のみなさん自身の、卒業のことを振り返ってみてください。あなたが抱いていた担任の先生とのあいだでの卒業や卒業後のエピソードって、ありますか？ ちょっと思い出してみてください。先生を大好きだった人であれば「卒業式の日、先生と離ればなれになるのが、つらくて、つらくて」という体験をしたかもしれませんし、「とにかく早くあの先生から逃げたかった」と、卒業式を晴れて「逃げることが出来るようになる日」として待ち侘びながら学校生活を送っていた人もいるかもしれません。

私は九〇年代前半に高校時代を過ごしたのですが、この頃といえば、尾崎豊《ゆたか》という歌手が若者のあいだでカリスマ的な人気を博していました。学校生活・受験勉強の鬱憤を晴らすべく、寮生活を共にしていた仲間たちと寮を抜け出して、逃げ出してはカラオケに行き《十五の夜》や《卒業》を熱唱したことを、いまでも懐かしく思い出します。

校舎の影 芝生の上 すいこまれる空
幻とリアルな気持ち 感じていた

中略

人は誰も縛られた かよわき子羊ならば
先生あなたは かよわき大人の代弁者なのか
俺達の怒り どこへ向うべきなのか
これからは 何が俺を縛りつけるだろう

中略

仕組まれた自由に 誰も気づかずに
あがいた日々も 終る
この支配からの 卒業
闘いからの 卒業

《卒業》〔一九八五年――歌・作詞・作曲：尾崎豊〕

いかがでしょうか、尾崎豊にとって、卒業とは「支配／束縛／闘いの世界からの逃避、そして、自由の世界への扉」だったのでしょう、きっと。私が高校二年生の時に尾崎豊は他界しました。この曲が作られて三十年以上経ちますが、いまも《卒業》はロングヒットを続けており、私たちのこころのなかに忘れかけていた何かを呼び戻してくれるのです。

この歌詞にも、「先生あなたは かよわき大人の代弁者なのか」というフレーズで「先生」が登場します。私たちにとって、学校という居場所、そして学校で教えてくれる大人である「先生」という人物は、特別なのです。

プロローグのビネットでAさん、担任教師かつ部活顧問教師でもあった先生に誘われるがままに野球部に入部し、万年補欠ながら、最終学年になっても『努力は必ず報われる』という先生の言葉を無心に信じ、球拾いばかりの放課後生活が続いています。Aさんが逃げずにいまも球拾いを続けている背景には、尾崎豊が《卒業》の歌で伝えたかった学校における「支配」や「束縛」が存在しているのかもしれません。

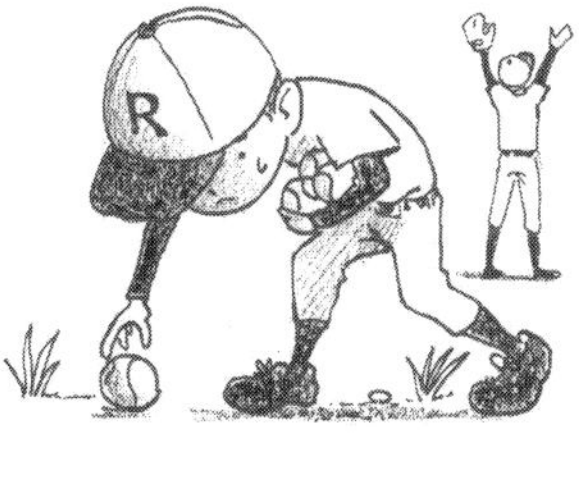

近年では、教室にじっと座っていられない子どもたちが話題になっています。かれらは、教室のなかで落ちつかず、すぐに立ち上がり教室を飛び出したりするのです。

いまでこそ、こうした子どもたちは、「発達障害じゃない?!」「ADHDではないか?」という物差しでもって、サポーティブな関わりをしてもらえる時代になりつつありますが、昭和の時代、こうした子供たちはおそらく、「先生」と呼ばれる教師から『なんで教室にじっとしておれないのだ!』と、こっぴどく叱られ、逃げ出そうものなら『逃げるな!』と追いかけられていたことでしょう。叩かれたり、立ち上がらないように紐でくくられた生徒もいたかもしれません。昭和の学校は「逃げること」に不寛容な場所だったのです。

第3章

逃げないこころの正体

これまでの章をご覧になり、〝逃げる〟ことを俯瞰的にみる重要性がおわかり頂けたかと思います。

すでに読者のみなさんもお気づきかと思いますが、「逃げないことが美しい」とか「逃げることは悪いこと」というのは、私たちのこころが勝手に決めていることなのです。

そこで本章では、「逃げないことは美しい」という勝手な思い込みから解放されることで、「逃げる？　逃げない？」の葛藤や苦悩から少しでも解放され、〝逃げ上手〟になるための理解を促したいと思います。

逃げる／逃げないの葛藤に気づく

精神科医として日々外来で臨床をしていると、家庭内での暴言や暴力に苦悩されている患者さんや、そのご家族の声をしばしば耳にします。そうした方々のお話を伺っていて共通しているのは、「逃げる」という意識や「逃げるか逃げないか」という葛藤が、麻痺してしまっているように見受けられることです。

ある《ひきこもり》のお子さんをもつ親御さんは、疲弊した表情で次のようなことを口にしました――『ひきこもり支援の冊子を見ると「親は子供に真正面から堂々と向き合わないといけません！」と書いてありました。だから、息子が暴言を吐こうが、暴力を振るってこようが、何時間でも耐えています』〔個人情報保護などの観点から実際の状況・言葉を加工〕と語ったのです。私は頭のなかで「なんで逃げないのだろう?!」と思いました。〝逃げる〟というアクションを起こそうか？　という意識が麻痺してしまっているように、私には感じられたのです。

ここではまず、「逃げる」ということを意識化してみることをお勧めします。前章でお伝えしたように、逃げるアクションは、相手から物理的に「距離を離す」ことに加えて、心理的になんらかの味つけが加わったものなのです。

物理的に離れることで、どのような心理的な反応を伴うか、整理することから始めましょう。

さきほどの《ひきこもり》の子供の親御さんは、なぜ、逃げるアクションをせずに留まり続け、暴言・暴力を受け入れるようになってしまったのでしょうか。そこには、本人には意識されない（あるいは意識できない）次のような、こころの奥底の認知（考え方）や情緒（気持）が蠢いているのかもしれません。

○「逃げることで、ますます暴言・暴力がエスカレートしてしまうのではないか」――恐怖

○「せっかく子供が私に向き合うようになってきたのに、逃げるなんて、親として失格だ。立派な親としての姿を、いまこそ真正面から見せねば！」――プライド？（威厳を保ちたく、かっこ悪くなりたくない思い）

○「これまで向き合ってこなかったこと、申し訳ないなあ……自分のせいで息子はひきこもりになったに違いない……子どもの頃、もっと関わっていれば……いまこそチャンス」――後悔・罪悪感

○「他の家族にまで暴言・暴力が波及することを、自分が犠牲になることで防がねば！」――正義感

いかがでしょうか。逃げずにただただ暴言・暴力に曝されてきた親御さんの態

度の奥底には、さまざまな気持が動いている可能性があることがおわかりでしょうか。私の外来では、少しずつですが、こうした親御さんご自身では意識することが難しい気持にフォーカスを当ててゆき、「どうして、いま逃げないの?」という行動の背後の気持を、丁寧に、時間をかけて取り扱ってゆきます。ただし、私がこうした背後の気持にフォーカスを当てようとしても、大きな抵抗が起こってくることも稀ではありません――「なんで逃げる必要があるのでしょうか?!」とか、「先生はひどい。冷たすぎる!」とか……。

なぜ、こうした抵抗が起こってしまうのでしょう。

じつは、「悩んだり葛藤を抱いたりするのは良くない」と思っている方々が少なくないのです。「大人になるというのは、迷いや葛藤がなく、一本の筋の通った人間になることだ」と家庭や学校で言い聞かされて育った人々にとって、「悩んでいたり葛藤をもっている人間なんて、弱虫・未熟者・子供」みたいなイメージを抱いてしまうのは、致し方ないことなのでしょう。

本書で私が伝えたいのは、葛藤を抱えられるようになることがひとつの打開策だ、ということです。悩んだり葛藤をもつことは、フラフラしているみたいで「みっともない」とか「かっこ悪い」ことのようにみえるかもしれません。しかし私たち、こころのケアを生業とする人間からみると、人間というものは誰しも「悩み」や「葛藤」を生涯もち続けざるを得ない存在なのです。大人になったからといって、悩み・迷いのない人間になんて、そうそう容易くなれるものではないのです。

私なんかはその典型です。いまでも、大学では脳科学という生物学的な研究をする一方で、対極と思われがちな精神分析臨床をおこなうという、二足の草鞋を履き続けているのです。こんな人生、葛藤の連続です。「どっちつかず」「そろそろどっちかに落ち着け！」という声が幻聴のように聞こえない時はない日々ですが、それでも、「もやもや」と悩み続けながら、葛藤のなかに身を置いています。

私は思うのです、読者のみなさん、あなたもきっと少なからずや「葛藤」をもっているはずですよ、と。「わたしは絶対に葛藤なんてないです！」と言い張る方もいるかもしれません。では、なぜこの本の『逃げるが勝ち〜』という妙なタイトルの本を購入して、手にしておられるのでしょう。そこには、あなたが日々感じている、葛藤はないと断言するあなたとはちょっと違う、「いまの世界から逃げたい」あなたに出会ってみたい、そんなあなたが、どこかにいるからではないでしょうか。

葛藤というのは、こころのなかに幾つかの自分が共存する状態です。これまで逃げたことがなかったあなたは、自分が「逃げたい気持をもっていること」を目にするのに、最初は大きな抵抗を示すことでしょう。しかしながら、徐々に「逃げたい」気持を自覚できるようになり、すると、最終的にはこころのなかで逃げたい気持を抱えることができるようになるはずです。

こころの奥の役者たち

私たち人間のこころのなかには、じつは、さまざまな役者が同居しているのです。精神分析という「無意識を取り扱うこころの治療」を創り出したジークムント・フロイト〔1856-1939〕は、人間のこころのなかには自覚できる「意識」だけでなく、目に見えない「無意識」が存在することを発見しました。フロイトは「無意識」のなかに〈自我 *ego*〉〈エス *es*（イド *id*）〉〈超自我 *super-ego*〉という三人の役者がいて、その無意識の役者こそが、私たちの言動をコントロールしているのだ！　と提唱したのです。

〈自我〉とは、平たくいえば意識に近いところにある「私（I）」のことです。

〈エス〉は、無意識レベルで人間を突き動かす本能・欲動・衝動のことです。「あれがほしい」「これを観たい」「あそこに行きたい」みたいな強い欲求といってもよいでしょう。

そして〈超自我〉とは、無意識レベルで自制を促す厳しい司令塔で、いわゆる倫理観・道徳観の礎としても機能します。「あんな高いもの、買っちゃだめ！」「まだあなたの年じゃ、こんなの観ちゃだめ」「コロナだから外出しちゃだめ！　マスクを外しちゃダメ！」といった、無意識から発せられる自制の声です。罪悪感の源でもあります。

フロイトによると、無意識に宿っている〈エス〉〈超自我〉そしてその両者に挟まれる〈自我〉は、幼い頃の私たちの体験・経験によって形成されるのです。

わたしたち人間は、意識的には「ああしよう」「こうしよう」と〈自我〉の水準で考えていても、実際の意思決定や行動は〈エス〉や〈超自我〉といった無意識のノイズによって歪められ、結果的に「こんなことしちゃった」「あんなことしちゃった」「やりすぎちゃった」「またできなかった」という具合に、人間くさい行動をとってしまい、凹んだり、後悔したりするものなのです。もちろん、たまには〈エス〉の力に従って、幸福を感じたり、快感を得たりもするのですが。

もうすこし具体的な例をお示ししましょう。

毎度のことですが、私は幾つかの原稿の締切に追われ、いまも頭を悩ませています。つまり、いまこの瞬間も、私のこころのなかでは、「今日の夜は原稿を書こう」「明日までには仕上げよう」という〈自我〉に対して、「今日は仕事で疲れたから、気晴らししよう、また明日もあるさ」「今夜は大事なワールドカップの日本戦！　応援するぞ!!」と私を夜中の世界へ誘惑する〈エス〉と、「なんでまだ完成できてないんだ！」「もうとっくに締切をすぎているじゃないか！　観戦どころじゃないだろ!!」と非難し続ける〈超自我〉が蠢いており、私（I）という〈自我〉は苦悩の状態に陥ってしまうのです。最終的には自我が、こうしたエスと超自我からなる無意識の聲に大きく影響を受けながら、日々の意思決定を行っているの

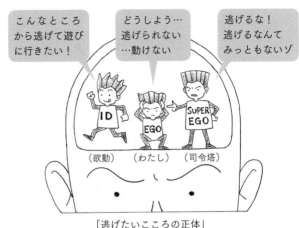

「逃げたいこころの正体」

です。

精神分析では、誰にでもエスと超自我といった無意識の役者が存在していると想定しています。図のように、「こんなところから逃げて、遊びに行きたい！」というエスと、「逃げるな！　逃げるなんてみっともないぞ！」と叱咤激励する超自我とのあいだに挟まれる自我は「どうしよう……」と、逃げることができずに留まり続けているのです。プロローグで眺めたビネットの登場人物たちが「逃げること」ができない、そのこころの奥にこうした無意識の役者たちが蠢いているというわけです。

こうしたエス・超自我の形成は、幼い頃の私たちの体験・経験により形成されるとお伝えしましたが、つまりは、私たち一人一人が生まれ育った家庭・学校、そして、その土地の風土やその国の文化社会に大きく影響を受けるのです。

最近は変わりつつあるかもしれませんが、概して欧米人は個人主義で、日本を含むアジア人は調和を重んじる集団主義だと言われています。こうした主義・主張のあり方にも、私たちのエス・超自我が大きく影響しています。

プロローグで紹介した四十代のエリート中堅管理職、Cさん。どこからも逃げずに企業戦士として走り続けています。精神分析の理論に照らしてみると、彼の無意識のなかにも「逃げたい」という役者が存在しているのです。

もちろん彼は、こころの奥底で悲鳴を上げている、「逃げたい」という無意識の聲の存在に気づいていません。「自分って、いったい何をしているのだろう……」

と時折出現する空虚感こそが、彼が唯一みずから感じ取ることが出来る「逃げたい」こころの断片なのです。

精神分析ではこの「空虚感」を足がかりにして、空虚感の正体を深掘りすることで、「逃げたい」こころのエスくんと「逃げるな」という超自我くんを発見し、自我くんが彼らと対話をはじめるのです。

Cさんは「集団主義をよしとする」典型的な日本的環境で生まれ育ち、集団行動による成功体験をCさん自身が積み重ねてゆくなかで、「集団の内側」という世界にどっぷりと浸かり、「集団から外れた」世界を想像することが困難になっているようです。空虚感だけが、集団でいることの限界を彼に伝えてくれているアラーム（警報）なのですが、いまの彼にとっては「空虚感」もまた、抱いてはいけない、掻き消したい気持になっているようです。

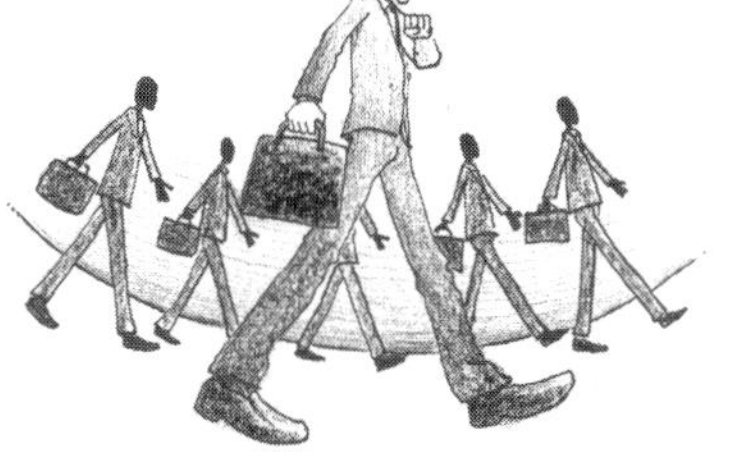

以前、私は、九州大学キャンパスの男子学生さんたちにボランティア（被験者）になってもらい、「信頼ゲーム」という社会心理実験をおこなったことがあります。信頼ゲームは、相手を信頼しやすい人ほど高額のお金を相手に提供するという二人組の経済取引ゲームです。

この実験で興味深い結果がでました。強面の男性相手に対して、被験者がどの程度お金を出すかを測定してみました。性格傾向のひとつ「協調性」が高い人ほど、相手が強面であるにもかかわらず、多額のお金を差し出したのです。不協和音を奏でることや「出る杭になって打たれる」ことを恐れてNOと言えないわたしたち日本人は、ついつい、好感を持っていない相手にも愛想笑いして、お人好しな行動をとりがちです。

この実験結果に触れて私は「すごい結果が出たぞ！　NOと言えない日本人的な行動パターンを科学的に証明するデータかもしれない！」と、ほくそ笑んでいました。この結果を精神分析的に解説すると、次のようになります。

威圧的で苦手な相手と内心思いながらも、「調和を大事に」「親切に！」といった超自我の聲に引きずられて、ついつい相手を信頼しているかのように振る舞い、高額のお金を出して逃げようとしない。

ついついやってしまう、こうした性格に基づく行動の繰り返しを、精神分析では「反復強迫《はんぷくきょうはく》」と呼びます。幼少期に親や親しい人との体験がこころのなかに刻まれ、大人になっても当時の面影が想起されるような状況になると、当時の体験が無意識のレベルで想起されて、反復されるという現象です。

つまり、本章の最初に紹介した、ひきこもる息子の暴言暴力から決して逃げなかった親御さんの、こころの奥底の世界には、「逃げるべからず」という超自我の役者が潜んでいたというわけです。プロローグのCさんも、きっとそうです。

もちろん、こうした無意識の役者に気づくのは、容易いことではありません。精神分析では、精神分析家のもとに週に数回通い、毎回四五分（もしくは五〇分）、カウチに横たわり自分自身を見つめてゆくことで、ゆっくりと時間をかけて、無意識の役者に気づき、〝逃げる〟にまつわる理解を深め、自分らしく生きてゆく道を発見してゆくのです。

本書は精神分析の本ではありませんが、読者のみなさんにもこうした精神分析に基づく無意識的な自己理解を深めて頂くことで、「逃げられない」世界、あるいは「逃げるは負け」の世界から、「逃げるが勝ち」の世界にシフトするコツを、第5章で、できるだけわかりやすく伝授します。

私の精神分析的なメガネで眺めると、私や患者さんだけでなく、みなさん一人ひとりのこころの奥底にも、「逃げたい君」が宿っているはずなのです。みなさんは自分のこころのなかに『逃げたい』と言う役者や、「逃げたい君」をめぐっての葛藤を自覚出来ますでしょうか。まだ難しいかもしれませんね。

まずは、〝逃げる〟ことをネガティブにばかり捉えることから解放されて、ポジティブに（も）捉えることができるようになることが重要です。

これまでの章で触れたように、日本社会においては〝逃げる〟ことがネガティブに捉えられがちなのですが、もう少し広い世界で世の中を捉えると、ネガティブばかりではないことにお気づきになると思います。こうした広い視野で物事を眺めることを、いま流行りの言葉では「メタ認知」と呼びます。

逃げて勝つ動物界

私が所属している九州大学医学部精神科では、毎週の医局カンファレンスのなかで、論文の抄読会をやっています。世界中で発表され続けている論文から、特に興味深く臨床に役立つと思った論文を、毎回一人のドクターがみずから選び紹介するというコーナーです。

シニア・若手に限らず、ほとんどの精神科医は、臨床論文といって、患者を対象とした研究の論文を紹介するのですが、あるとき、精神科医になって二、三年目の若手精神科医が、人間ではなく動物の論文を紹介しました。抄読会のオーガナイザーである私は内心「ここは患者を対象とする臨床論文を紹介する場だぞ!」と注意したくなりましたが、発言を控え、彼が紹介する論文の内容をとにかく聴いてみることにしました。

精神科関連の動物実験は、マウスやラットといった齧歯類を使ったものがほとんどなのですが、彼が紹介した論文ではザリガニが使われていました。米国では抗うつ薬を内服する人が多いらしく、「抗うつ薬の成分が下水などに流れてザリガニの生態系に影響を与えているかも知れない」という仮説のもとでの実験論文でした。抗うつ薬入りの水のなかで飼育されたザリガニは、抗うつ薬の入っていない水で育ったザリガニと較べて、共食いされやすくなったという結果でした。

読者のみなさん、この結果をどのように考えますか？

極端かもしれませんが、私は次のように考えたのです。「抗うつ薬を飲むことで『逃げる能力』が減弱してしまったために、食べられてしまったのではないか」と。

人間界では、「逃げること」イコール良くないこと、と思われがちですが、ザリガニの世界では、逃げることイコール「生き延びるために不可欠なこと」なのだろうなと思ったわけです。つまり「逃げるが勝ち」なのです。

ザリガニの世界に限らないでしょう、動物界において「逃げること」は、生きるための必要条件なのです。動物たちは進化の過程で「逃げる能力」を育んできた、といっても過言ではないでしょう。うまく逃げることができた動物たちだけが、生き延びてきたのではないでしょうか。

人間界でも、生き延びるためには……

人間界でも〝逃げる〟ことは、生き延びるために不可欠なことではないかと私は思うのです。そのことを主張したいと思って、私はこの本を書いています。人間であっても「逃げるは勝ち」なのです（そう主張したいのです）。もちろん、むやみやたらに「逃げることは素晴らしい」と言いたいわけではありません。しかし、ある局面において「逃げる」という選択・意思決定をすることが、私たちが生き延びるためには必要なのです。

精神分析を創始したフロイトは、晩年に近づくまでウィーンで開業医として働いていたユダヤ人でした。欧州でナチスによるユダヤ人迫害が強まるなか、周りから「ウィーンにいては危険だから早く逃げよう」と言われ続けていたフロイトですが、ウィーンをこよなく愛するためか、頑なにウィーンから逃げようとしませんでした。

しかしながら、八十二歳のとき、いよいよナチスがオーストリア侵攻に乗り出し、フロイトは周囲からの説得の末にパリ経由でロンドンに亡命したのです。フロイトがたどり着いたロンドンの地は、フロイトの第二の聖地として現代精神分析の拠点となっています。

フロイトが最後まで逃げずにウィーンに留まり続けていたとしたら、現在のような精神分析の発展はなかったでしょう。フロイトが〝逃げた〟からこそ「精神分析」は生き残ったのです。

後編　逃げることは　なかなか潔い

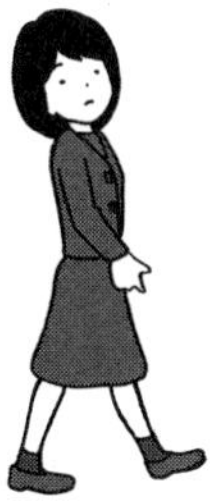

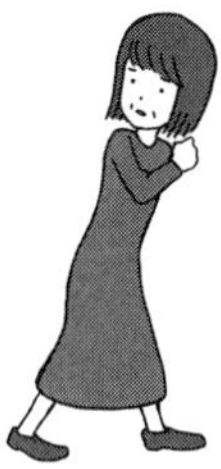

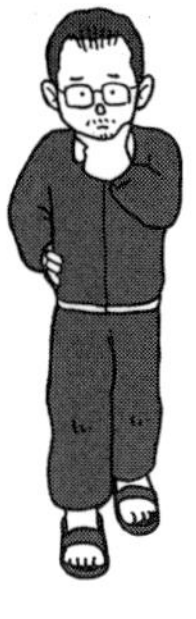

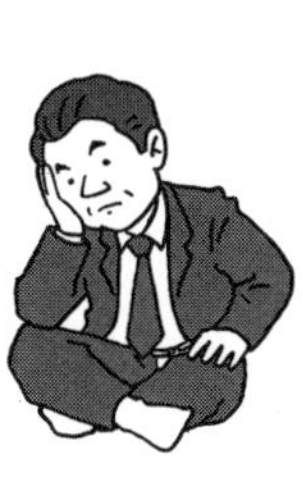

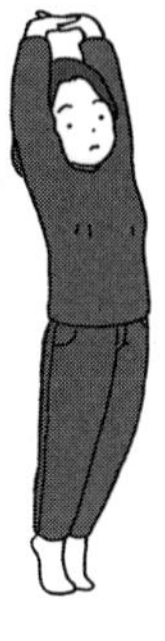

本書の前篇【逃げることは　なかなか難しい】では、「逃げない」ことを美談として語りたがる日本人が陥りやすい古典的なうつ病〈メランコリー型うつ〉と、「逃げるのは恥」意識の薄い若者たちを中心に台頭してきた「逃げるが負け」になりやすい〈新型／現代型うつ〉を紹介し、「逃げる／逃げない」にまつわるこころのからくりを紹介しました。「逃げる／逃げない」は、じつは逃げる側と逃がす側の〈間主観〉による体験であり、絶対的な価値で測ることはできないのでした。『逃げやがって！』と非難するか『やっと卒業できておめでとう』と暖かく送り出すかは、わたしとあなたのこころの状態次第というわけです。

そして大事なのは、誰にでも「逃げたい」こころは存在するということなのです。「逃げて負けた」か「逃げて勝った」かは、その世界を体験する住人たちが決めるのです、ちなみに動物たちの世界は、「逃げて勝つ」のが定石です。

第4章

逃げるアクション！ スタート

これからの後篇では、「逃げて負ける」ことになりがちな日本社会において「逃げて勝つ」ために必要な方程式を、具体的にお伝えします。

まず本章では、〝逃げ上手〟になるための具体的なコツを伝授して、次章では、私が考える究極の逃げ場を紹介します。私たち一人ひとりの〝逃げる能力〟を耕して、上手にひきこもってみませんか?!

話して放す

捨て台詞を吐く

話すことは、こころのわだかまりを逃がすことにつながります。

ハナスに「放」の字を充てれば、「放り投げる」「解き放つ」「ホームランを放つ」の放すともなります。つまり、言葉で話すことは、こころのわだかまりを放つ（こころのなかのもやもやを逃がす）ことにつながりそうです。

私は週に三日、精神科外来で診療していますが、年々患者の数が増え、最近では、長時間待たせてしまうことが稀ではなくなり、「申し訳ない」と思わない日が少ない日々です。しかし、こうした状況のなか、多くの患者は、待たされているにも関わらず、毎回、毎回、文句ひとつ言わずに『よろしくお願いします』と笑顔で入室し、短時間の診察時間にも関わらず、処方箋を渡されると『ありがとうございました』と感謝の意だけを言葉にして退室してゆかれます。

ただし、稀にではありますが、『もう限界です！　こんなところ、二度と来ません！』と捨て台詞を吐いて跳び出していく患者さんに、幾度か遭遇しました。じつは、そうした方々、意外に予後（その後の治療経過のこと）がいいんです。待たさせるし、ちっとも良くしてくれない治療者への怒りを面と向かって話すことで、こころのわだかまりが放され、これまでの我慢し続けていた人生を方向転換する道が開けたのではなかろうか？　と私は思うわけです。

読者のみなさんのなかに、治療者に物申したことがある方はおられますか？　医者は「せんせい！」と呼ばれて崇められがちです（こうした状況を私は「先生転移」と呼んでいます）。試しに、不平不満を直接「先生」にぶつけてみてはいかがでしょうか。これまでと違う展開になり、治療が急進展するかもしれませんよ。

逃げる勇気

ゲームセットの前に

プロローグのAさん、逃げずに球拾いばかり続けていました。なぜAさんは三年間、逃げずに万年補欠として部活を続けたのでしょう。じつは、このAさんと似たような体験を、私自身も中学時代に経験しています。

中学時代、私も野球部に所属していたのです。

ど田舎の学校でして、クラスの多くは小学校時代からの仲間。男子は当然、運動系の部活に入るという風土のなかで、私は周りの友達と同じように、当時なんとなく「かっこいい」と思い描いていた野球部に入部しました。

もし運動神経がよければ、野球部の三年間を快適に過ごせたかもしれません。ところがどっこい、当時から「背高のっぽ」だった私は、周りから多少期待されていたかもしれませんが、じつは大の運動音痴なのです。マッチ棒のように突っ立ってノロノロしている股の間をボールが通り抜けることは日常茶飯事で、『腰が高い！　下ろせ！』『もっと機敏に動けないのか！』と怒鳴られ続けていました（いまでも正直、「腰が高い」という意味がわかりません）。

そんな私は、同級生のほとんどがレギュラーになるなか、三年生になっても補欠でしたが、「途中で逃げるなんて、かっこわるい」という無意識の聲のためか、辞めずに最後まで球拾いをしていました。

当時の私に出来なかったのは、私に球拾いばかりさせる部活の顧問の先生やキャプテンへの怒りを「言葉にして放つこと」だったのではないか、と振り返ります。そもそも、球拾いで野球が上達するはずがないのですが、その理不尽・不条理に気づいていない私がいました。

上達のためには、球拾いではなく練習することが何より大事ですよね?! しかし当時の私は、「運動音痴・野球が下手」→「レギュラーになれない・万年補欠・尻バット」→「自己肯定感の低下・かっこ悪い」→「こんな駄目な自分だから、罪償いとしての球拾いくらいは頑張らねば」、という具合に、いま思うと恐ろしい負のスパイラルに陥っていました。そんな自分に気づくことすら出来ずに、麻痺して、ただただ球拾いばかりしていたようなのです。

私のこころの奥底には、「逃げるなんてかっこ悪い」「逃げるのは弱虫だ！」みたいな、逃げることにまつわる〝恥〟意識もあったようです。

逃げるためには勇気が必要です。そうした勇気も、私は持ち合わせていませんでした。忘れられない記憶があります。中学三年生になり、県大会の予選、いわゆる負ければ最後となる試合のことです。

その夏の最終試合、いつものようにベンチウォーマーとして負け戦を傍観していた私ですが、なんと、九回ツーアウトの瀬戸際に、監督から『出て来い！』と代打を命じられたのです。……当然ですが、空振り三振、ゲームセット。

こうした三十年以上前の夏の苦々しい光景を思い出したのは、二〇二二年初夏、コロナ下で開催された久々の学会に出張中のことでした。

宿泊していたホテルの隣に野球場があり、中学生か高校生とおぼしき野球部員が対抗試合をやっていて、久しぶりに野球を眺める機会に恵まれました。遠くで空振りするバッターの姿を目にし、そして、ゲームセットのサイレンの音を聞いたとき、みずからの十四歳の夏の記憶が蘇ってきました。

あの夏、試合の後、レギュラーで頑張っていた同級生が涙を流すなか、泣き虫の私の目からは涙が一滴も出ませんでした、ただただ、独りで、呆然と芝生を眺めていました。そのとき私は、初めて「無力感」「絶望感」あるいは「孤独感」というものを味わったのかもしれません。途中で部活を辞めて逃げていれば、負け戦のラストバッターにならずに済んだかもしれなかったのです。

ところで、昨年ホテルの室内で耳にした、ゲームセットのサイレンの音。八月十五日の終戦記念日に流れるサイレンの音と似ていました。——幼い頃から聞こえていた「逃げるは恥」という無意識の聲は、私だけでなく、私たち日本人の多くが戦前から聞いていている聲かもしれないなと、ふと思ったのです。

「居場所」の居心地

居留まる安心感

プロローグのEさん、戦前から続く家業の跡継ぎとして、逃げずに勤しんでいましたね。経営が悪化してお先真っ暗なようですが、Eさんは「逃げるは恥」の心性に苛まされているのかもしれません。

ただし、逃げない理由は〝恥〟だけではないのです。もうひとつ、逃げられない大きな原因として〝居場所〟問題があると、私は思うのです。〝居場所〟というのは日本独特の言葉のようです。物理的にいる「居所《どころ》」が、心理的にも安心できる「場」になってようやく〝居場所〟になるのです。

Eさんにとって家業は、安心して居られる場なのでしょう、〝居場所〟というのは、「居心地」がよいのです。安全で、安心感があるからです。だからこそ、その場から離れたり、逃げたりすることが難しいのです。

中堅管理職のCさんも、万年補欠のAさんも、そして中学時代の私も、会社という組織や学校の部活といった時空間が〝居場所〟になっていたからこそ「逃げられなかった」のではないか、と思うようになりました。

ただただ、球拾いばかりしていた三年間の野球部生活でしたが、部活は当時の私にとってはかけがえのない〝居場所〟にもなっていたのです。放課後、部活動という場に居ることで、友達と一緒にいるという体験ができていたわけで、私はどこか安心感を抱いていたようです。

逆にいうと、部活から逃げて辞めると「居場所を失う」ことになるわけで、振り返ると、当時の私は〝居場所〟を失うことが怖くて、万年補欠でも、部活という居所《どころ》にしがみついていたのかもしれないのです。きっと、そういう側面もあったと思うのです。

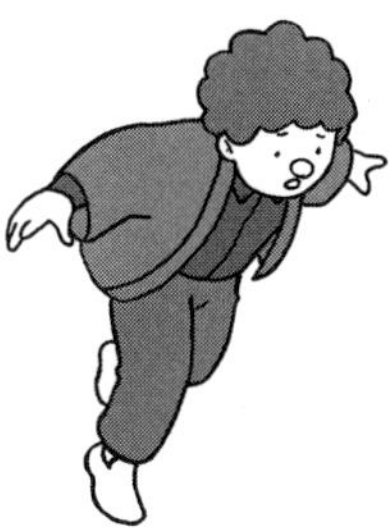

もちろん、当時はこんなこと考えていませんでした。精神科医になり、精神分析の訓練を受け、精神分析家になってようやく、自分を振り返ることが出来るようになったからこその発見、ともいえるでしょう。

そして精神科臨床をしながら発見したのは、私と同じように、苦しい世界が慢性化して居場所になってしまい、逃げられずにいる人たちが少なからずおられるということです。

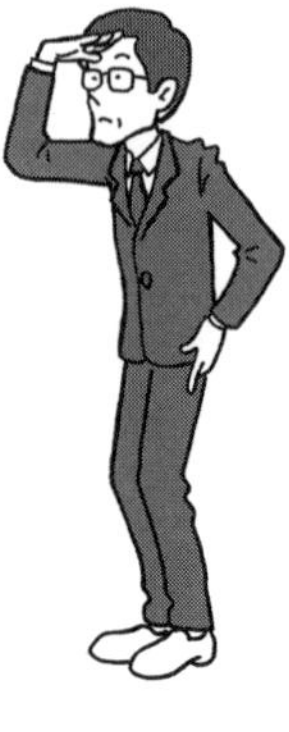

「逃げるが勝ち」になるために大切なのは、いま物理的に居る場（居どころ）がどの程度「居場所」になっているのか、まずは、紙に書いたりして、言葉にして整理することです。特に「逃げずに居留まる安心感」と「逃げた場合のリスク」というふたつの側面に注目するとよいでしょう。

Eさんの場合には、家業に居留まることで「両親や家族が安心してくれて、周りの安心感を得ることで、自分自身も安心できる」という安心感と、家業を見捨てることで「両親から『親不孝者！』『出来損ない！』『負け犬！』と責められるのではないか？　実家だけでなく近所からも四面楚歌になり孤立してしまうのではないか？」というリスクが想定されますね。

たしかに、そうといえばそうかもしれません。Eさんが実際に家業から逃げたなら、ある程度は家族から責められるでしょうし、近所の人もよそよそしくなるでしょう。つまり、孤立してしまう可能性が大なのです。

逃げて負けても　人生の第一ラウンド

こうしたことを読むと、みなさんは「じゃあ、やっぱり、逃げるは負けじゃないですか！」と思われるでしょう。

確かに、逃げることで第一ラウンドは負けてしまうかもしれません。しかし、人生というのはそれで終わりにはならないのです。第二ラウンドでも負けても、第三ラウンドでも負けても、第九ラウンドで勝利する、そんな人生もあるはずです。

第一ラウンドから逃げることが難しい人たちは、「人生はこのラウンドしかない、この大切なところに居留まらねば」と、意識的に、無意識的に、思い込んでいるのではないでしょうか。もし、これまで一度も逃げたことがない人生を送ってきたというあなたであれば、あなたのいまの居場所は人生の第一ラウンドです。積極的に人生の次のラウンドに進んでいって欲しいものです。

最終試合のラストバッターで空振り三振した私は、人生でおそらく初めて「孤独感」「孤立感」を自覚したかもしれない、と振り返ります。それまでのカトウ少年は、平和でのどかで、窮屈・退屈だけど安心できて居心地のよい、田舎の学校で、なんとなくその場にいることで「ボクらは仲良いんだ」という安心感につながるような幻想を抱き続けていたのでしょう。

本当は、周りがレギュラー選手になり始めた頃から、孤独感・孤立感の芽は出ていたと思うのですが、当時はピエロのように「てげてげ」に振る舞うことで、孤独・孤立に向き合うことを避けていたのです。

「てげてげ」というのは郷里・鹿児島の方言で、「いい加減」「中途半端」といった意味の言葉です（形容詞としても名詞としても使われます）。「てげてげな奴」というレッテルを貼られていた私ですが、実際に中学時代、カトウ野球少年は、いい加減というか中途半端というか、練習はおろか球拾いさえいい加減にしていた劣等部員だったので、そりゃあレギュラーになれるはずありませんよね。

でも、「てげてげ」という言葉にはどこか愛嬌があるというか、愛されているように感じるというか、「てげてげ」といわれることが正直、嫌ではなかったのかもしれません。そして内心、「自分はてげてげだから、頑張らなくてもいいんだ、このままでここにいていいんだ」という安心感にもつながっていたのです。

しかしながら、最終試合後、グランドの片隅で独り、芝生を、そして空を見つめていた私は、こころのなかで「もうこの世界からお別れしよう」という決意のようなものを持ったことを、いまでも時に思い起こすのです。

そして「てげてげ」な生き方から若干、改心して、半年間は受験勉強に精を出し、高校では親元・地元を離れて寮に入り、徐々に新たな「居場所」を得て、第二ラウンド、第三ラウンドと、失敗が多いながらも失敗ばかりでもない人生を歩むようになったというわけです。

中三の夏、孤独感・孤立感といった多少の痛みを伴うイベントを体験できなければ、ずっと私はあの「てげてげ」の世界に居留まり、医者になることも、精神科医・精神分析家になることもなかったはずです。

出る杭は打たれる？

そんな社会から離れる

プロローグに登場した高校二年生のBさん。学校で孤立した状態が一年近く続いていて、心配な状況にあります。孤独感を抱えるBさんが逃げずに学校に通い続けているのは、なぜでしょう。

Bさんは、「出る杭は打たれる」という日本社会では日常茶飯事に起こる現象に初めて直面した、といってもよいでしょう。日本社会では、本人が意識していようといまいと「出る杭は打たれる」のです。

私は背高のっぽで、それは小学校時代からずっとそうでした。背が高いというだけで「出ている」つもりはないのに、周りから物理的に「飛び出て」しまっており、目立ってしまい、教師などから打

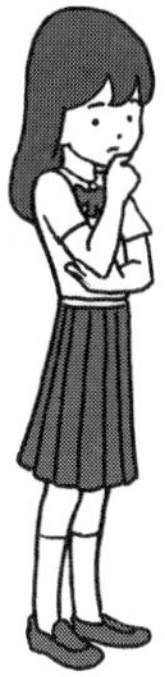

たれた経験は数知れずあります。そのように、「出る杭は打たれる」ことに私自身少しは慣れてきたつもりですが、いまだに、打たれたとき、よい気持にはなれません。

「出る杭は打たれる」社会のなかで、私たち日本人の処世術は、大きく三つに分類できます。

もっとも賢い人たちは、「出る杭にならない」ために、初めから「決して出ない」ように心がける生き方をしていることでしょう。

次に多いのは、一度出てしまって打たれてしまったために、その体験を教訓として、いままでの居所《どころ》に留まり続ける生き方。自分という杭を引っ込めて、ひっそりと謙虚に暮らす……これもどこか日本人的な生き方ですね。もちろん、出る杭として打たれ続けながらも居どころを替えずに出続ける強者つわもののも、いないわけでありませんが、希有な人たちでしょう。

精神科医として私が心配なのは、こうした「出る杭を打つ」社会のなかでは、自分が杭として出てしまい、杭をへし折られたことが災いして、「これまでの居所が安心できる居場所でなくなった」ことの苦悩に耐えきれずに、こころを病む方が少なくないことです。

Bさんは孤独感を抱え、重い足を引きずりながら登校し続けているわけですが、うつ病、あるいは、うつ状態にあることは明らかです。Bさんは、十代後半の若い女子ですが、パーソナリティとしては若者に多い新型／現代型うつタイプというよりは、古典的なメランコリータイプとお見受けします。

「出る杭」になったときの生き方としてお伝えしたいのは、あえて逃げるという三つ目の処世術です。つまり、「逃げ場をつくる」ということです。Bさんは、〝逃げる〟ということを意識できないくらい思い悩んでいそうですし、〝逃げる〟という発想すらもっていないかもしれません。あるいは、逃げることイコール「悪いこと」「みっともないこと」という思い込みがあるかもしれません。

私からBさんに届けたい言葉は「人生の第一ステージはうまくいかなかったようだけど、次のステージが必ずあるので、未来のステージを見つめて上を向いて歩いてほしい」ということです。

十年経ってもプロポーズしてくれない彼氏から決して別れようとしないDさん、家業に留まり続ける後継ぎのEさん、母の呪縛から逃げられないFさん、ママ友グループから逃げられない主婦のHさんにも、この言葉をかけてあげたいと思うのです。

まずは準備を

アクション第一ステージ

もちろん、いまの居どころが居場所でなくなり、苦悩の真っ只中にある人にとって、未来の明るいステージを思い浮かべるのは至極困難です。「逃げたら明るい未来が待っているよ。だからいますぐ逃げて！」と伝えられても、困惑するだけでしょう。

そうなると、Bさんをはじめとして逃げられずに苦悩している方々には、まずは「いまここにいることで、困っていませんか？」「いま、ここは居心地いいですか？　生きづらくないですか？」といった、ねぎらいの言葉かけが最優先されるべきですね。

「逃げるが勝ち」になるためには、〝逃げる〟プロセスを［準備期］［実行期］［逃げたあと］の三つにステージに分けて、それぞれのステージごとの個別の対応が重要です。

〝逃げる〟アクションを起こす前の［準備期］において最初にすべきは、現在の居どころにある自分自身に関して、セ

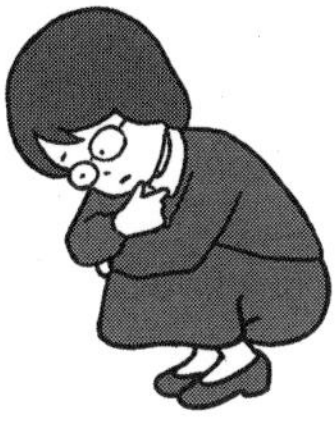

ルフモニタリングしてみることです。次に当てはまる方は、現在の居どころから逃げたほうが勝ちになる可能性大です。

①いま居るところが（以前ほど）楽しめない／安心できない
②いま居るところの住人が（以前と較べて自分に対して）よそよそしい／冷たい／過剰に厳しい／過剰にやさしい／頼りすぎ
③いま居るところで孤立している
④孤独感／孤立感に苛まれている
⑤心身の不調が出ている

いかがでしょうか。当てはまる項目、幾つありましたでしょうか。
①②③が当てはまるみなさんは、いまの居どころが安心快適な「居場所」になっていないはずです。

こころの安定において「居場所」の意義はとてつもなく大きいのです。前述のように、「居場所」とは、自分自身が安心して心穏やかに存在することができる居どころです。「居場所」をもっていない状態が長引くと、孤独感・孤立感が強まり、さらには心身の不調が出現し、こころの病気になりやすくなります。

④や⑤が当てはまる方は、すでにそうした傾向が顕著になっている方々です。「逃げるが勝ち」になるためのアクションに取り組む前に、みずからの心身の健康の回復に努めてほしいと思います。

④や⑤に該当する方は、心療内科・精神科などの医療機関、カウンセリングやサイコセラピーを実践している心理相談機関などの活用を強くお勧めします。学校や会社であれば、スクールカウンセラーや職場の保健師・産業医などへの相談もお薦めします。専門機関でご自身の心身の

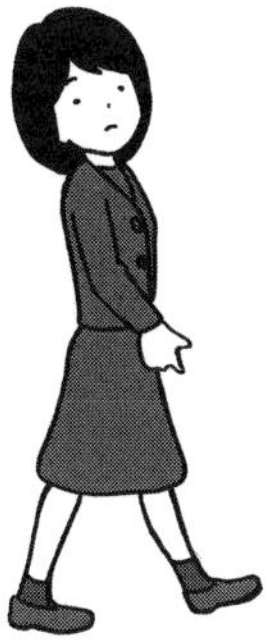

状態をチェックしてもらい、状況に応じた専門的な支援を受けてほしいと思います。

プチ逃げのすすめ　積極的に休む

①〜⑤のいずれかが当てはまる読者のみなさんのなかには、「そんなこと言われても、いまの居どころからやっぱり逃げたくない」と思われる方も少なくないでしょう。そういう方々であれば、まずは、現在の居どころはそのままにしつつ、別のところにちょっとした居場所をつくってみることをお勧めします。

みなさん、きちんと「休み」をとれていますでしょうか？

欧米人が私たち日本人よりどこか、こころにゆとりや余裕があるように見受けられるのは、かれらが長い休暇をとれる社会の住人だからではないかと、私は密かに思っています。

「休む」というのは〝逃げる〟感覚とどこか近いものがありますよね。

学生時代を思い出してみてください。学校に行きたくないとき、学校から逃げ出したいとき、「お腹が痛い」と言ってずる休みしたことはありませんか？ でも、少なくとも昔の学校の先生は、そう容易くは、生徒が休むことを許容してはくれませんでした。正々堂々と休めるのは週末の土日と、あと春休み・夏休み・冬休みという長期休みがあって、特に夏休みは一ヵ月以上、学校から離れることができる天国のような時間ですね。

それが社会人になると、一週間まとめて休みをとることすら困難な状況に、突然陥ってしまうのです。三日間も有給休暇をとろうものなら「職場

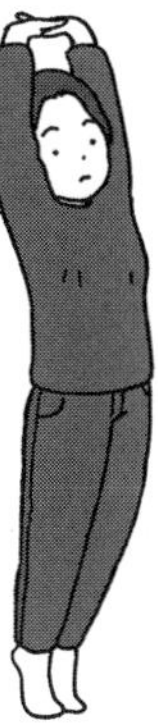

の人に申し訳ない」と思ってしまうのが、私たち日本人です。これこそが、「休む」イコール「逃げる」イコール「悪」という私たちの日本社会なのです。

ヨーロッパの人々は、夏には働かずに（もちろん、働く人もいますが）避暑地へバカンスに出かけるのです。夏は暑さを「避ける」ことが、国そして会社といった所属する組織の制度として公然と認められているわけです。「休むこと」は当然の権利なのです。かれらが〝逃げる〟という意識をもっているかどうかは、定かではありません。そんな意識はなく、当然のように休んでいるように見受けられます。

この春、桜が咲いている時期に学会参加のためパリへ出張しました。その出張中に、パリでは大規模なデモが催されていました。

首相が年金の支給開始年齢を二歳引き上げる法案を強行可決させたらしいのです。自由をこよなく愛するフランス国民は、「会社から離れることで迎えられる幸せな人生が二年も延長させせられる」ことへの不満・怒りを爆発させて、デモ行進になったというわけです。

私は、学会最終日が午前で終わり、帰国前にピカソの絵を久々に観にいこうと思い立ち、ピカソ美術館に向かいました。最寄り駅であるバスティーユ広場に到着し、地上に上がると、広場に繋がる大通りで大規模なデモ行進の真っ最中です。

恐る恐る行進する人達を見てみると、意外や楽しげにてくてくと歩いていたのです。一〇人から三〇人規模の団体が、大きなバルーンを掲げたりして次つぎに行進していました。まるで、どんたく（福岡で毎年ゴールデンウィークに催されるお祭り）のパレードを眺めているようでした。

私は、そそくさとデモ行進の大通りとは少し離れた小道を通ってピカソ美術館に辿り着きました。デモのため休館しているかもしれないと不安でしたが、幸いなことに入館できました。しかし、残念なことに、特別展のみ閲覧可能ということで、肝心のピカソの絵は一枚も観ることが出来なかったのです、がっかりしました。

おそらくは、ピカソ美術館で勤務している方々、そこには警備員も多く含まれていると思われますが、そうした方々がストライキ行動を起こし、厳重な監視が必要なピカソの絵画が飾られたフロアを開けることができなかったのだと思うのです。

バブルが崩壊し、景気低迷が慢性的に続いている日本社会ですが、ストライキが起こることはめったにありません。それと比べて欧州では、ストライキは日常茶飯事です。パリからの帰路、シャルル・ド・ゴール空港で出国審査の職員のサボタージュにより二時間近く長蛇の列ができ、私も足止めをくらってしまいました。国際空港ですから、様々な国の人たちが混在していました。通行する係員にクレームを訴え続ける東アジア人、平然と立ち続ける白髪で小柄なジェントルマン（おそらくフランス人）、あぐらをかく国籍不祥の中年たち。独り立ち続けていた私は、サボタージュの影響をじかに被り「イライラする」という体験をしたのです。

振り返ると、逃げたりサボったりする人に対する寛大さを持ち合わせていない私だからこそ、イライラしたのではないかと思うわけです。

「逃げる」を許容するこころ

もうひとつのマインドセット

プロローグで紹介したJさん、覚えていますか。自分としては必死に頑張っているのに部下は次々と逃げ去ってゆき、挙げ句、心労のためか体調不良に陥ってしまった五十代の管理職です。

大卒後に入社した会社一筋で頑張ってきたJさんの生き

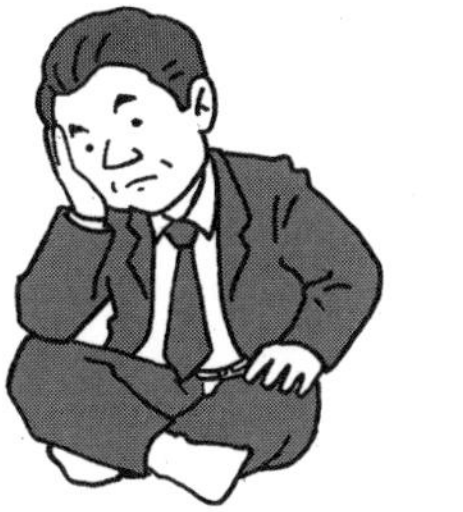

方、会社の人間関係を大切にし、顧客を大事にするという生き方、少なくとも一昔前の日本社会であれば、日本人の鏡といわれるような立派な人格者と評されても過言ではないでしょう。

こうしたマインドセットが私たち日本人に脈々と伝承されてきました。このマインドセットこそが、「逃げるは負け」とされる社会を作っている大きな要因なのでしょう。翻って欧州は、デモ・ストライキ・サボタージュというアクションがポジティブに作用する国なのです、こうした国では「逃げるが勝ち」が実現しやすいのかもしれません。

Jさんが職場で体験しているように、身近な人が自分のもとから逃げてゆくことには、当然ですが、こころの痛みを伴います。しかしながら、第2章の〈間主観〉のところでお伝えしましたが、こうした状況において、相手と「物理的な距離が遠くなる」ことイコール「逃げられた」とすぐに判断する必要はないのです。

私自身も上司という立場にいることが増えていますが、自戒の念を込めて、こうした状況になったとき『逃げやがって！』と思い過ぎず、逃げることに寛容な上司になりたいと思っています。日本の会社・組織に〝逃げられる〟ことに寛容な上司が少しずつ増えると、「逃げるが勝ち」を実践しやすい社会になるのでは……と願っています。

Jさんには、これまで会社に尽くしてきたのですから、たまには長期休みをとり、会社からちょっとだけ逃げて、欧州旅行にでも出かけて欲しいと思います。日本のようには定刻どおり物ごとが進まないいい加減な社会への耐性が少しは着くのではないでしょうか。逃げた人を許せる寛容なこころ、そろそろ私たち日本人も、そんなこころを獲得しないといけない時代かもしれません。

他人に〝逃げられる〟ことを許容できるためには、自分自身が「プチ逃げ」体験をして、その体験をポジティブに体験できるようになることが大事なのです。

ところで、この春、なぜ私はパリに行ったかというと、欧州精神医学会のなかでイタリアの精神医学者とともに〈ひきこもり〉〈新型／現代型うつ〉に関する国際ワークショップを企画実行してきたのです。追加料金が必要な特別企画でしたが、うれしいことに三〇名ほどの方々にご参加いただきました。

日本における〈新型／現代型うつ〉の病前性格について紹介したとき、ベルギーの女性精神科医の先生から「これはそんなに特別な性格なの？　ふつうじゃないの？」みたいなコメントがありました。そこで私は、二〇一六年に執筆した論文総説の図を呈示しながら、日本社会でリスペクトされるのは勤勉・生真面目・凝り性といったThe Japaneseと呼ばれるような執着気質で、ディスチミア気質（〈新型／現代型うつ〉の病前性格）は日本社会ではイマチュアimmature（未熟）と思われるのだ、と伝えたのです。

日本はいま過渡期にあるのでしょう、上司のJさんが「逃げるな！」と非難したくなる若者こそが、欧米人であればノーマルかもしれず、かれらは逃げたつもりなどなく、ただ、自分に望ましい環境を求めて次つぎと渡り歩いているだけなのかもしれません。そうした若者を温かく見守ってゆける社会の創出が、日本におけるこれからの課題だと私は思っています。

第1章で紹介した〈メランコリー型うつ病〉の「逃げない」体育教師Kさんのビネット、覚えていますか〔三〇頁〕。じつはこのビネット、十年以上前に国内外の精神科医に実施したアンケート調査で用いたものです。「Kさんの病気の原因は?」と尋ねたところ、パーソナリティの問題を指摘する日本人精神科医はほとんどいませんでしたが、海外の多くの精神科医は「性格の問題だ」と指摘したのです。

つまり、「逃げないことは美しい」という私たち日本人の価値観は、海外ではアブノーマルだと見なされているかもしれないのです。

逃げ時を見極める

生きづらさのモニター

それはそうと……上司のJさんから逃げた部下たちには、逃げたことで幸せが訪れたのでしょうか。〝逃げる〟アクションが幸せをもたらすか？　不幸をもたらすか？　それは、タイミングと「逃げ方」次第なのです。

プロローグに登場した、社内での諍いで逃げるように会社を退職し、その後どこの会社でも長続きせず、ひきこもり状態に陥ってしまったIさん。上手に逃げることが出来ずに、ひきこもってしまったようです。Jさんから逃げた部下たちも同じように、別の会社に行ったところで同じパターンを繰り返し、転職を繰り返し、挙げ句、ひきこもりになっているかもしれません。

「逃げ勝つ」ためには、逃げる［準備期］を自覚できるようになり、上手な「逃げどき」を察知し、うまく逃げる方法を身に付けることが肝心です。《ひきこもり》に至ってしまったIさんの場合は、部下や上司との意見の不一致が多くなり始めた時点で、すでに「逃げ勝ち」準備期はすぐそこだったのです。

この時期にIさん自身が「逃げる」ことを少しでも意識することができていれば、事態は変わっていたかもしれません。意見が食い違った際、Iさんは自分の意見を必死で通そうとした挙げ句、暴力に至ってしまったのでしょう。自分の意見が通りづらくなった職場というのは、Iさんにとってはすでに、安心・安全で心地よい居場所ではなくなっていたはずです。

「居場所を失った」あるいは「失いつつある」という自覚をもっと早くもつことが出来れば、勝つための〝逃げる〟アクションを適切な時期に起こして、どこかに逃げて新しい居場所をつくる、という道が開けていたはずなのです。人生において「いつが逃げどき」か？ 予測

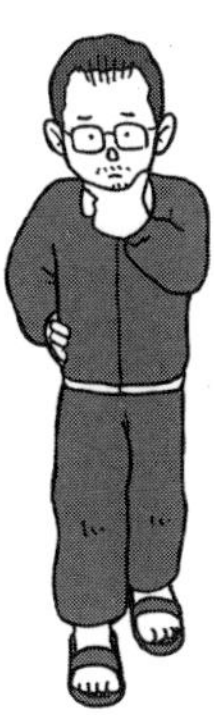

は難しいのですが、居場所という感覚をモニターすることで、そのタイミングを自分で予測できるようになれます。

「生きづらさ」の有無が、居場所感覚のモニターにとって大切な指標になります。「生きづらさ」を強く感じるなら、いま居る場所はすでにあなたにとっての居場所ではなくなっており、〝逃げる〟アクションの［準備期］にすでに突入しているといえます。

私は、最近「生きづらさ」を簡便に評価できるAPS尺度というものを試作しました。できたてほやほやで、何点以上なら「居場所がない状態／何点以上なら逃げた方がよい状態」という点数は呈示できませんが、少なくとも三〇点を超える方は、「生きづらさ」を強くもっていると思って良いでしょう。

以下の文章は**現在のあなた**にどのくらいあてはまりますか。
最も適切な番号をひとつ選び、○をつけてください。

		あてはまらない	あまりあてはまらない	どちらでもない	少しあてはまる	あてはまる
1	楽しいことがたくさんある	4	3	2	1	0
2	人生は苦労ばかりだ	0	1	2	3	4
3	悩みを打ち明けるのが苦手だ	0	1	2	3	4
4	生きづらさを感じる	0	1	2	3	0
5	周りがうっとうしい	0	1	2	3	4
6	集団が苦手だ	0	1	2	3	4
7	沈黙が苦手だ	0	1	2	3	0
8	恥に敏感だ	0	1	2	3	4
9	孤独を感じる	0	1	2	3	4
10	人目が気になる	0	1	2	3	0
11	自信がない	0	1	2	3	4
12	他人に合わせてしまう	0	1	2	3	4
13	他人と関わりたくない	0	1	2	3	4
14	自分は怒りっぽい	0	1	2	3	4
15	自分は自己主張する方だ	4	3	2	1	0
16	社会のルールに従うのが苦手だ	0	1	2	3	4
17	逃げたい	0	1	2	3	4
18	ゆううつだ	0	1	2	3	4
19	自分は心配性だ	0	1	2	3	4
20	こわいと感じる	0	1	2	3	4
21	イライラする	0	1	2	3	0
22	さびしい	0	1	2	3	0
23	ひとりぼっちだ	0	1	2	3	4
24	人生なんとかなると思う	4	3	2	1	0
	小計					
	合計					点

表2. 精神分析的精神状態の評価シート(Assessment sheet for Psychoanalytic Mental States; APS-24)
項目1, 15, 24を逆転項目として、合計を算出。(筆者による試案『精神分析と脳科学が会ったら』2022より)

二足の草鞋を履く

むかし気質の人こそ逃げて

中堅管理職のＣさん、会社役員のＪさん、そして挙げ句ひきこもりに陥ったＩさんも、会社一筋の人生を送っていましたね。ここで大切なのは、生業とする会社以外に「逃避先」としての居場所を積極的につくっておくことです。

会社員の方で、すでに逃げる［準備期］に突入しているみなさんの多くは、会社を休むことなく、ほとんど有給休暇も取らずに企業戦士として働き続けてきたのではないでしょうか。こうした会社員の方々には、気晴らし、リラックスできることを、日々の生活のなかに採り入れることから始めてほしいと思います。

いまの会社にいながらにして、会社だけの人生から少しでも「逃げ」て、新しい別の居場所をつくることに、まずはトライしてみてはいかがでしょうか。

『そんな簡単に居場所なんかできないよ、無理なこと言わないで！』と反論したい方も多いでしょう。そういう方であれば、まずは一日でも、「プチ逃げ場」として有給休暇を取り、プチ休むようにしてみてください。そして、休みをとったら、あえて目的を持たずに、あえて無駄と思われるような行動をとってみてください。

街をブラブラ歩く、それだけでもよいのです。これまで車で通勤していた方であれば、ブラブラと一歩、一歩、自分の足で商店街を歩くことで、いままで気づかなかった店を発掘できるかもしれません。そうしたブラ歩きのなかで、たとえば古くさいプラモデル屋に遭遇し、ガラガラとおんぼろドアを開けて一歩足を踏み入れた途端に、ガンダムに夢中だった少年時代を思い出し、プラモデルの世界が新しいもうひとつの「居場所」になるかもしれないのです。

私の精神科外来に通っていた管理職の五十代の男性会社員……その方は過労でうつ病に陥ってしまいました。病休でしばらく休んでいるときに、幼い頃好きだったプラモデルを思い出し、童心を取り戻すことができるようになったことで、うつ病から回復してゆきました。

メンタルヘルス・ファーストエイドのアクションプラン

- **り** ① 声をかけ、リスクを評価し、その場でできる支援を始めましょう
- **は** ② 決めつけず、批判せずに話を聞き、コミュニケーションをとりましょう
- **あ** ③ 安心につながる支援と情報を提供しましょう
- **さ** ④ 専門家のサポートを受けるよう勧めましょう
- **る** ⑤ その他のヘルプやセルフヘルプ等のサポートを勧めましょう

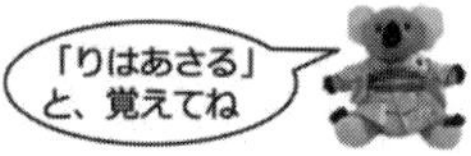

プチ逃げは、山歩きする、公園のベンチに座ってボーとする、なんでもよいです。きっと、新しい居場所が見つかるはずです。

私は、メンタルヘルス・ファーストエイド *Mental Health First Aid : MHFA* という「こころの病気」の予防や早期支援のための教育支援プログラムを、国内で普及する活動に長年携わっており、会社員向けのうつ病予防プログラムの講師を年数回担当しています。

こころの支援の専門家ではない一般の人々がＭＨＦＡの五つのステップ〈り・は・あ・さ・る〉を身に付けることで、自分自

身や周りの人（家族・職場の同僚・友達など）がこころの危機に陥ったときに、応急処置できるようになるのです。最後のステップ〈る〉は、「セルフヘルプやその他のサポートを奨めましょう」です。このなかでも、日々の苦しい世界からプチ逃げること、つまり、自分自身で出来る気晴らしを推奨しています。

ところで、私見ですが、むかし気質《かたぎ》の律儀な会社員はついつい、目の前の仕事に一途になって、会社一筋になってしまいがちなようです。私自身もそのような気質を十分に備えています。そんな私のこれまでのうまくゆかなかった経験を踏まえて、ここでお伝えしたいのは、律儀な気質の方こそ、いまの居どころだけでなく、もうひとつ別のところにも「居場所」をもってほしいということなのです。つまり、二足の草鞋です。

私自身は、精神科医・精神分析家として日々臨床に従事するオモテの顔以外に、脳科学者あるいはＭＨＦＡ普及活動家としてのウラの顔を併せもっています。脳科学やMHFAといったウラの世界は、私にとっての居場所でもあります。

そう考えると精神分析の世界すらも、いわゆる精神科臨床とは大きく異なるわけで、ウラの世界といってもいいでしょう。私の精神科医としての半生は、こうしたウラの世界に居場所があったからこそ、オモテの世界が多少しんどくても生き延びることが出来たのだろうと振り返るのです。

そして、精神科医としても精神分析家としても一筋縄ではゆかない患者の治療に悪銭苦闘し、しんどい状況に置かれたときに、脳科学研究というもうひとつの世界にちょっと逃避したり……ということを繰り返してきました。逆もまた然りです。脳科学研究の世界で行き詰まったとき、臨床に従事することで気持がほぐれるということも、稀ではありませんでした。

シーソーのように、Xの世界からYの世界に逃げ、Yの世界からXの世界に逃げて、ということを繰り返しているうちに、Xの世界もYの世界もともにそこそこ楽しい居心地のよい場として共生できるようになってくるのです。

精神科医や精神分析家には、こうした生き方をしている先達が多いように思います。私の師匠にも、作詞家・音楽家であったり、詩人・俳人であったり、登山家であったりと、二足の草鞋を履いている方が少なくなく、こうした先達と出会えたことで、私は二足の草鞋を履くこと（ひとつの世界から逃げて、もうひとつの世界に行くこと）に対して、罪悪感を過剰に抱え込まずに済んだのだと思います。

ひとつの世界に留まり続ける先達・先輩しか周りにいないと、自分が別の世界に行くことに、過剰な後ろめたさを抱いてしまうかもしれません。プロローグに登場したかれらは、こうした罪悪感や後ろめたさのために、いまの世界から逃げることが出来なくなっているのではないでしょうか。

これまでのXという世界とは別の、Yという新しい世界との二足の草鞋を履く際、特にその初期に必要なのは、もともといたXの世界の住人すべてに向かって

『わたしはこれからYの世界にも行ってきます』とあまりにも早く公言しないことです。若干、こっそり、ひっそりとプチ逃げて、Yの世界に入ることが重要だと私は思っています。

私は、医学部を卒業して九大精神科という医局に入局し、いまもずっとここを居どころとして活動していますが、最初から『わたしは、精神分析というもうひとつの草鞋も履きます』と医局のみんなに公言してはいませんでした。精神分析に関しては、現代精神医学・精神医療のなかでは「ちっともエヴィデンスがないじゃないか！」という具合に風当たりが強いため、こっそり、ひっそりと逃げて、その世界の住人として細ぼそと活動してきたのです。

日本では「出る杭は打たれ」ます。ある程度以上、出過ぎたら、打たれようがないので、もうひとつの世界が居場所として定着した時点で公言することをお勧めします。そうすれば、Xの世界の住人から打たれたとしても、ダメージは壊滅的ではなくなっているはずです。Xの世界から完全に逃げたとしても、Yという世界が居場所であれば、完全に自分の居場所を失うということはないのです。

逃げるアクション　支援のためのステップ

つぎは、ひきこもりに纏わる「逃げる」アクションに関して触れましょう。

先述のように、ひきこもりの親御さんのなかには、ひきこもり状態が続く息子／娘の暴言・暴力がエスカレートしても逃げずに、ケガをしながらもじっと我慢し続ける方が稀ではありません。実際に大けがをされた親御さんもおられます。こうした親御さんに私から真っ先にお伝えしたいことは、「まずは物理的に逃げてください」ということです。

親の自分が逃げることで、子供の状態が悪化するのではないか？　信頼を失うのではないか？　と危惧される親御さんが多いわけですが、すでにひきこもって

家族が最初の支援者になるための
5つのステップ「ひ・き・こ・も・り」

- ひ　① 評価（ひょうか）：ひきこもり状況の理解
- き　② 聴（き）く：傾聴による相談しやすい居場所づくり
- こ　③ 声（こえ）かけ：適切な声かけによるポジティブな行動変化
- も　④ 求（もと）める：状況に応じて専門家に支援を求める
- り　⑤ リラックス：リラックスできる家庭での取り組み

いる時点で、暴言・暴力が出現している時点で、親子関係は十分に悪化していますし、親としての信頼は損なわれているのです。こうした真実を認めるのは容易いことではありません。こうしたつらい現実を、私たちは「見て見ぬふり」をしてしまいがちです。しかし、事実は事実なのです。ただし、同時に大切なことは、「親としての自分を責めすぎる必要はない」ということです。

内閣府は、国内で一四〇万人を超えるひきこもり者がいるとの推計を発表しました〔二〇二三年三月〕。これだけのひきこもり者がいるということですから、それは、親だけの責任ではありません、いまの日本社会じたいがひきこもりを生みやすい文化社会だということです。

私が主宰する「ひきこもり研究ラボ＠九州大学」では、ひきこもり本人の支援・治療法の開発だけでなく、親御さん向けの支援法開発を進めてきました。二〇二二年には、ＭＨＦＡの五つのステップ〔一三四頁〕を応用して、ひきこもりの親御さんが「ひきこもる息子／娘の最初の支援者になる」ための五つのステップ〈ひ・き・こ・も・り〉を開発しました。この五つのステップを親御さんが身に付けることで、ひきこもり状況の解決にむけて一歩前進することを目指しています。

このうち「こ」のステップでは、声かけのコツを伝授しますが、暴力などの危険を感じたら上手に逃げる方法を、まず最初にお教えします。スキーでも、滑り方を学

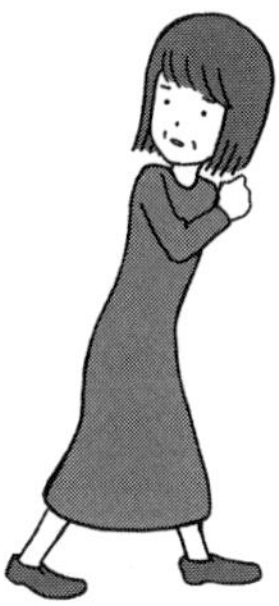

ぶまえに「止まり方」を習いますよね、止まり方を知らずに滑ると大ケガをします。声かけにあたっても、対話のなかで暴言が出てきたら『このまま続けたら、わたしも言いたくないことまで言ってしまいそう。落ち着いてちゃんと話し合いたいから、また今度ね。お母さん（わたし）、もっと冷静になれるようにするね！』と伝えて、その場を離れる――こうした上手く「逃げる」技を身につけることが出来るようになります。

現在、こうしたプログラムをオンラインでも随時開催していますので、ご関心がありましたら、ウエブサイト＊〔https:www.hikikomori-lab.com/〕をご覧になって頂ければ幸いです。

＊

第5章
究極の「逃げ場」づくり

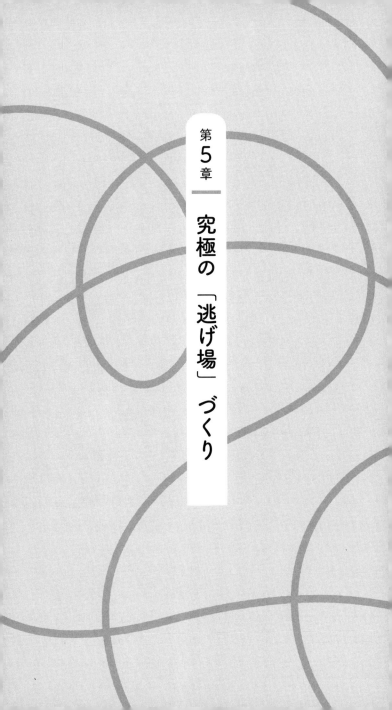

ひきこもり当事者の〝逃げる〟アクションも検討しましょう。

ひきこもりは「逃げるが負け」の代表といっても過言ではないでしょう。第1章で述べたように、ひきこもりは〝逃げる〟生活の終着駅という捉え方も可能なのです。

私は、特に〈新型／現代型うつ〉こそが、ひきこもりのゲートウェイ障害ではないかと思っています。こうした方にとって、いまの家庭や学校や職場が居場所とならずに、生きづらくなる↓いまの居どころから逃げる↓逃げ方が上手くない↓新しい居どころも生きづらくなる↓（繰り返し）↓ひきこもり↓出口の見えないトンネル。こうしたパスウェイを想定することで、新たなひきこもり支援が可能ではないかと考えています。

〈新型／現代型うつ〉傾向のある人たちが、これまでの下手な逃げ方ではなく上手な逃げ方を新たに身に付けることで、〈新型／現代型うつ〉やひきこもりを予防したり、ひきこもりの長期化を防ぐことができるはずです。

幸せにひきこもるために

先ほど触れたように〈新型／現代型うつ〉的なパーソナリティは、日本社会では「わがまま」で「未熟」と思われがちですが、欧米では割とふつうのパーソナリティのようです。

よく論じられる文化論として、「日本社会は集団主義で、欧米社会は個人主義」という考え方があります。集団主義は、川から水を引いて米を作ったりして農耕を営むムラ社会で形成されやすいメンタリティです。ムラのなかでは、調和を大切にしないと意地悪されて自分の田んぼに水が届かなります。ムラ社会では、不協和音を出したり、我がままなことをし出したり、出しゃばったりすると、出る杭になり、村八分になるのです。他方、狩猟を生業としてきた欧米人は、「我先に」と獲物を獲得した者だけが生き残ることが出来たのです。しかるに、集団よりは個が大切にされるというわけです。

集団主義的なメンタリティの人は、集団主義的な組織が居場所になりやすく、個人主義的な組織では居心地が悪くなりやすいのです。逆に、個人主義的な（新型／現代型うつ的な）メンタリティの人は、個人主義的な組織が居場所になりやすく、集団主義的な組織では居心地が悪くなりやすいのです。

ですから、まず自分自身の〈新型／現代型うつ〉傾向を自覚して、現在の自分の居どころ（家庭・学校・会社といった組織）が集団主義的なのか個人主義的なのかを、アセスメントすることが肝心なのです。先に紹介した尺度により（四二頁）、ご自身の〈新型／現代型うつ〉傾向をある程度、評価できますので、改めてやってみてください。

他方、自分がいる居所が集団主義寄りか？　個人主義寄りか？　を見極めることは容易くはありませんが、いくつかポイントを挙げてみますので、参考にしてください。

○年功序列を重んじる　［集団主義的］
○年齢や入社年数に関係なく出世できる　［個人主義的］
○ノミュニケーション（付き合い酒）が多い　［集団主義的］
○週末に上司からゴルフに誘われると断りづらい　［集団主義的］
○上司が帰宅するまで退社しづらい　［集団主義的］
○上司／部下関係なくフランクな会話ができる　［個人主義的］

いかがでしょう。読者のみなさんが所属されている組織は、どちら寄りでしょうか。いまも日本の会社は、集団主義寄りの組織が大多数ですが、グローバリゼーションにより外資系企業の国内参入が続くなかで、日系企業のなかでも、個人主義寄りのグループも増えてきています。

ただし、留意すべきは、実際にはその両者を単純に切り分けることは難しいということです。同じ会社でも、分け隔てなく上司と部下が自由闊達にコミュニケーションできる部署もあれば、上下関係に厳しく緊張を強いられるような部署もある、こういった会社が多いのではないでしょうか。

自分自身の特性と、いまいる組織の特性とのあいだに、ミスマッチがあれば、いずれ自分の居場所が居場所ではなくなり、生きづらさを感じるようになるはずですから、早めに〝逃げる〟準備期に入り〝逃げる〟アクションを起こすことをお勧めします。

危険な逃げ場

ただし、逃げ場・逃げる方法として要注意なのが、病的な依存・嗜癖傾向があるようなモノやコトたちなのです。

最も代表的なのは、成人であれば飲酒です。コンビニで二十四時間、お酒を購入できる時代です。たしかに私自身も、つらいことがあるとお酒に逃げたくなります。ただし、つらい状況から逃げるための手段としてお酒が活用され続けるなら、アルコール依存症といった病的な状態に至るリスクが高まります。

容易く逃げることができる手段はお酒だけではありません。食べ物もそうです、ストレス発散についつい甘い物をたくさん食べたり、好きなものをガツ食いしたり……。いまでは高校生の九割以上が所有しているといわれるスマホ、そのスマホでのオンラインゲームや動画配信の閲覧、ＳＮＳ。これらも、ゲーム依存・スマホ依存・インターネット依存といったかたちで病的な依存に陥りやすく、注意が必要です。

こうしたモノ／コトに逃げてしまった挙げ句、病的な依存症に陥るというのは、「逃げるが負け」の代表なのです。病的な依存症になりやすい逃げ場／モノ／コトか否かを見極めるポイントがありますので幾つか列挙しましょう。

①すぐに快感・満足感を得られて、つらくて逃げたい現実を忘れることができる（即効性）
②手に入りやすい・アクセスし易い（汎用性）
③はじめは無料あるいは低金額（初期投資が少ない）
④リアルな対人交流が必要ない（非対面・非対人）
⑤終わりがない（無限）
⑥量や時間や金額を増やさないと満足が得られなくなる（耐性）

⑦やめようとするとイライラしたりして情緒不安定になる（離脱症状）
⑧そのことで現実世界の住人との間でトラブルが生じやすくなる（現実問題）

いかがでしたか？　いくつ当てはまったでしょうか？　読者のみなさんも、こうした傾向の強い「逃げ場所」「逃げるモノ」「逃げるコト」を活用していませんでしょうか。①から⑤は、ついつい依存になりやすいモノ／コトの特徴です。⑥⑦⑧は病的依存の目安となる項目です。

とはいえ、営利を追求する企業は、モノやコトを作るうえで、自社で開発するありとあらゆるモノ／コトがこうした傾向をひとつでも多く備えるべく開発しているわけですから、この世の中、「依存物」で成り立っているといっても過言ではありません。

私自身も、こうした依存・嗜癖傾向が強いモノ／コトに、はまりやすい人間です。ついつい気晴らしとして始めた無料や安価なモノやコトにはまってしまい、お金や時間を大量に費やしてしまった、という経験がないわけではありません。

外来にかろうじて通院できていたレベルのひきこもり傾向が強い患者さんが、ポケモンGOを始めた途端にひきこもりから脱出しました。当時、ポケモンGOが世界中で話題になっていた時期です。

私は「これはひきこもり治療の画期的治療法になるかもしれない。さて、どんなゲームなのか、試しにやってみよう」という軽い気持でアプリをダウンロードしたのです。はじめは「ちょっとした気晴らしになるかなぁ」ぐらいのつもりでしたが、数週間・数ヵ月と続けるにしたがって、少しでも時間があるとポケモンGOのアプリを開かずにはいられないような心地になり、いつでもどこでもボールをアプリ上で投げては、一喜一憂していたのです。そして、無駄に遠出したりもしていました。

こうしたアプリ、終わりがないのです。やめたくても、なかなかやめられない。

私は自分自身で「レベル三〇になったらやめよう」と決心し、三〇になったと同時になんとかやめることができましたが、当時を振り返ると、明らかな依存（症）に近い状態になっていました。

依存症は、こころの病気であると同時に脳の病気でもあります。こうした依存になるようなモノ／コトに接しているとき、脳内ではドーパミンなどの興奮物質や快感物質が放出されているといわれています。こうした物質が脳内で過剰になることで「依存脳」が創り出されるといわれています。

つまり、アクションを起こすとこうした物質が脳内に十分に放出されて快感を得られるのですが、こうした物質が減ったり枯渇したりすると、イライラや不快感が生じ、「快感物質」を求める行動を繰り返し起こさせるのです。これが依存行動です。

さらに、脳のなかには、欲望や依存を調整する部位が備わっています。大脳辺《だいのうへん》縁系《えんけい》は車でいうとアクセルにあたり、感情や意欲などを高める役割をしています。

一方、前頭前野《ぜんとうぜんや》はブレーキに当たり、感情や行動などを抑える役割をしています。通常は、この大脳辺縁系と前頭前野がバランスよくはたらいて、モノ／コトを楽しんでいても、自分の意思で止めることができます。ところが、なんらかの要因で前頭前野の働きが弱くなると、「モノ／コトを続けたい」という意欲がいわば暴走状態になり、モノ／コトへの依存症につながると考えられています。

なお、前頭前野は、脳のなかで最も遅く成熟する部位であり、成長過程にある未成年者は特に危険なモノ／コトへ「逃げる」傾向にあります。そのことには注意が必要です。


現代社会ではインターネットを使った双方向でのライブな交流が可能となって、特にコロナ禍以降、こうしたバーチャル世界が目覚ましく進歩しています。最近では、自分の実際の姿・顔を出すことなく、アバターというかたちで仮装してバーチャルの世界に入り交流できるメタバースの世界が台頭してきました。こうしたバーチャル世界・メタバースワールドのみで、直接的に生身に会うことなく、現代の私たちは、社会とつながることが出来るのです。

こうした世界は、現実がつらい《ひきこもり》や〈新型／現代型うつ〉的な人々にとっては、安全で快適な逃げ場として機能しています。私はこうした世界に、なかば期待しつつ、危険性をも感じています。つまり、こうした世界での交流には「終わりがない」のです。二十四時間ずっと画面をオンにしつづけることで、ずっと交流しつづけることができるのです。

バーシャル世界は「依存」の問題を孕んでいます。そこでは、逃げたくなったら、すぐに逃げることも出来ます。自分のＩＤを削除することで、自分という存在を容易く消滅させることができるのです。他方、自分自身は寝ていても、アバターになった自分の分身は眠ることなく、歩き続けます。恐ろしいことだと思いませんか？　本当は逃げてすでに生身の自分はいないのに、あたかもそこにいるかのような世界をバーチャルの世界は創り出すことが出来るのです。終わりがない、死のない世界なのです。

こうした恐ろしさを理解しつつ、私のひきこもり研究ラボでは、直接リアルな対人交流が一切できないひきこもりの方々に対する「はじめの一歩」の支援として、メタバースや、コミュニケーション・ロボットを用いた非対面・非対人での初期支援法の開発を進めています。ただし、これはあくまで「はじめの一歩」です。ある段階で、直接リアルに会うセッティングに移行するというプロセスが不可欠なのです。

精神科に逃げよう!

ここまでをまとめると、〝逃げる〟アクションはさまざまということになります。

プチ逃げとしての「有給休暇を一日とって無目的のぷらぷら散歩」から、アルコールや、ネットゲームや、SNSなど依存症になってしまうようなモノ／コトへの逃避アクションまで。そして、実際に「いまいる学校や会社を辞める」といった決定的な退学・退職まで、さまざまな逃げ方があるのです。

前節では容易く逃げるアクションを起こすことが出来る場所／モノ／コトには、依存症になるリスクがあるという警鐘を鳴らしました。では、依存症に陥るような「逃げるが負け」のアクションではなく、「逃げるが勝ち」になるためには、どのようなアクションが必要なのでしょうか。平たく申し上げるなら、「逃げるが勝ち」になる究極のアクションとは、さきほどの①〜⑧の「逆の傾向」が高いモノ／コトに〝逃げる〟ことです。あえて記載してみます。

①すぐに快感・満足感を得られず、つらくて逃げたい現実をすぐに忘れることができない（効果は微弱）

②入手しがたい・アクセスし難い（不便）

③はじめから高額（ハードルが高い）

④リアルな対人交流が必要（対面・対人）

⑤終わりがある（有限）

⑥量や時間や金額と満足度が正比例しない（非耐性）

⑦やめようとすると落ち着き情緒が安定する（離脱症状がない）

⑧そのことで現実世界の住人とのあいだで仲が良くなる（現実問題が解決する）

いかがでしょうか。読者のみなさんの多くは「ふざけるな！　誰がそんなところに逃げたいかよ！　そんなところからこそ俺は逃げたいぞ！」と物申したくなったことでしょう。そうなのです、じつは、とてつもなく効果のある「逃げ場／逃げるモノ／逃げるコト」というのは、多くの人たちにとってはそこからこそ逃げたい場所／モノ／コトなのです。

はたして、そのような逃げ場はあるのでしょうか。すべてを満たす存在はなかなか思いつきません。しかし、精神科医療・精神分析・グループ精神療法の臨床実践を生業としている私にとって、私たちが実践している精神科や精神分析の臨床現場こそが、こうした「逃げ場」となります。そのことを読者のみなさんには是非ともお伝えしたいのです。

　精神科のことを全く知らないという読者も多いと思いますので、精神科臨床のことを少し説明しながら、その訳をお話ししましょう。ただし、ここで述べることは私の臨床をベースにしていますので、私以外の臨床家が私とまったく同様の対応をするとは限らないことを先にお断りしておきます。

②入手しがたい・アクセスし難い（不便）　③はじめから高額（ハードルが高い）

精神科は敷居が高い。そもそも多くの人たちにとって、精神科だけは行きたくない医療機関なのです。ひとつ大きな理由としては、こころの病気に対する偏見・スティグマがあるからです〔二一五頁参照〕。

高額というのは、一般の精神科臨床では当てはまりません。日本では国民皆保険制度により、はじめから高額を支払わなくても医療が受けられるようになっており、ほとんどの精神医療もこうした制度によってカバーされています。

しかしながら、私が専門とする精神分析は、自費の場合が多く、セッション代が膨大に高いのです。精神分析では、一回に四五分（あるいは五〇分）のセッションを週四回、数年にわたって継続します。少なくとも三、四年はかかります。しかも、国際精神分析学会 International Psychoanalytical Association: IPA・日本精神分析協会が認定する精神分析家は、日本には三〇名ほどしかいないのです。つまり、精神分析を受けるということは圧倒的に敷居が高いアクションなのです。

ただし、週一、二回の低頻度の「精神分析的精神療法」も日本では実践されています。こちらの方は幾分敷居が低いですので、読者の近くでも実践されているところがあるはずです。

④すぐに快感・満足感を得られず、つらくて逃げたい現実をすぐに忘れることはできない（微弱効果）

本書にしばしば登場する〈新型／現代型うつ〉的な青年が職場でつらい状況に陥り、心身の不調が出たため「診断書を書いてもらって休職しよう」と、逃げるように精神科をひとりで訪れたという場合を想定してみましょう。

精神科を初めて訪れると、一般的には、精神科医あるいは心理職（臨床心理士／公認心理師を含む）からゆっくり話を聴いてもらうことから始まります。その前に、受付で問診票を受け取り、抑うつや不安の程度を事前にみずから評価してもらうこともあります。

精神科医あるいは心理職から話を聴いてもらうことで、気持が整理され、少しは安定感がもたらされますが、かといって、これまで抱えていた逃げたい現実をすぐに忘れることができるわけではありません。特に私の外来では、初診では診断書を書かないことを原則としています。診断を下すということは容易くはないのです。初診で初めて会った患者を、少なくとも私は正確に診断する自信がありませんので、数回の診察を経たのちに診断書を記載するようにしています。家族や職場の方から家庭や職場での情報も得たうえで的確な診断を下すように、ここがけているのです。

ですから、ひとりで来院した初診患者から「自分はうつ病で休みが必要な状態です。休職の診断書を書いてください!」と懇願されても、診断書を初診時に手渡すことはほとんどないのです(他方、家族に連れられてしぶしぶ来院してきた〈メランコリー型うつ病〉の様相を呈する患者には、初診時点で休職の診断書を記載することも稀ではありません)。

ということですので、〈新型/現代型うつ〉的な青年が私の外来を訪ねても、つらくて逃げたい現実からすぐに回避できるわけではなく、初期効果は微弱で、がっかりする青年もいるかもしれません。

振り返ると、私も精神科医になりたての若かりし頃は、こうした状況で「はい、ではWヵ月の自宅療養の診断書を書きましょう」と、躊躇いなく診断書を作成していました。こうした診断書の効果は劇的でした、即効性があったのです。診断書を受け取っただけで良くなったのか、二回目以降来院しなくなった学生や、入社して間もない会社員もいました。

しかし、容易く診断書を書いてもらって休むようになった患者の長期経過を見てみると、そのままズルズルと長期休みから退職に至り、次の会社に就職してもまた同様のパターンを繰り返すということで、挙げ句、ひきこもり生活にいたってしまったというような結末を迎えるケースが多いことを知るに至ったのです。

「即効性」のありすぎる対応は要注意だと、いまの私は思っています。休職や配置換えといった「逃げ場」の提供により劇的に抑うつ症状から開放される症例が多いわけですが、一時的な改善に留まりやすいのです。樽味さんは二〇〇五年の「ディスチミア親和型うつ病」の論文のなかで、こうした患者さんたちは「休養と服薬のみではしばしば慢性化する」と記しています。すでに二十年近く前に樽味さんは、ただ単に〝逃げる〟だけでは〈新型／現代型うつ〉的な方は「逃げるが負け」になる、ということを洞察していたというわけです。

私の専門外来では、初期段階ではアセスメント（評価）に十分な時間をかけるようにしています。「いま呈しているうつ状態が、メランコリー型か？　新型／現代型か？」という評価には細心の注意を払っています。インタビューだけでなく、アンケートや心理検査をしたりして、多面的に個々人の状態理解につとめます。

〝逃げる〟に纏わるエピソードが、過去・現在の生活そして人生にどの程度影響を与えているかを評価します。将来的にはより客観的に両者を区別できるようにと、採血と心理検査を組み合わせたＡＩ評価システムも開発中です。こうした評価をもとにして、治療を始めるのです。

精神科の治療は、「薬物療法」とそれ以外の「心理社会的介入」のふたつに大きく分けることができます。拙著『心のケアにたずさわる人が知っておきたい精神系のくすり』〔メディカ出版、二〇二二年〕に詳述していますが、精神科の薬物療法としては、抗うつ薬・抗精神病薬・気分安定薬・抗不安薬など、さまざまな薬があります。

「逃げる」ことへの深い罪悪感や恥意識をおもちで「逃げない」人生を送り続けてきた〈メランコリー型うつ病〉の方には、一般的には薬が著効しやすいです。他方、〈新型／現代型うつ〉的な青年の場合には、薬だけでは一過性の勝利感をもたらすだけで、結果的に「逃げるが負け」になってしまいがちです。そこで、こうした患者さんたちには、薬を処方するにしても、心理社会的な処方の併用を提案しています。

現在、最もエヴィデンスがあり普及している精神療法〔心理療法・サイコセラピー〕は、認知行動療法 *Cognitive Behavioral Therapy:CBT* です。ＣＢＴはマニュアル化された短期精神療法で、決められた回数のセッションを受けることで考え方の癖（認知のゆがみ）が修正され、対人交流スキルや社会適応能力が向上すると考えられています。

認知行動療法を集団でおこなう集団認知行動療法も普及しつつあります。我が国ではリワークという休職者対象の就労支援プログラムが、国家的支援のもとで普及しており、リワークのプログラムのなかで集団認知行動療法を受けることができます。〈新型／現代型うつ〉的な青年が休職に至った場合には、薬物療法のみでなく、リワークの活用を積極的に進めています。

逃げるこころを見つめる

薬物療法、認知行動療法、リワーク、あるいは就労移行支援といった公的援助のもとで利用できる社会資源を活用しても、「逃げるが負け」の状況から脱出が困難な患者も少なくありません。その典型は《ひきこもり》の方々です。

経済的に恵まれ、高学歴で、容姿も整っており、大学入学あるいは卒業までの経歴をみると皆から羨ましがられるような青年であっても、あるいは、そうした青年こそが、「逃げるが負け」のひきこもり状況からの脱出に苦心しているのです。

こうしたさまざまな治療や社会資源を活用しても「逃げるが負け」状況が遷延している青年には、ある段階において私は、精神分析的な治療の導入をすすめています。もちろん、私の時間には限りがあり、すべての人に長時間を要する精神分析（的治療）を施すことはできません。そうした場合には、精神分析家や精神分析的精神療法家を紹介するようにしています。

第3章で紹介したように、精神分析的な理論に拠ると、「私たちみんなのこころのなかには、誰ひとり例外なく〝逃げたいこころ〟がある」のです。猪突猛進に突き進む英雄であっても、逃げたいこころを抱いているのです。プロローグで紹介したビネットの登場人物もみんな本当は、逃げたいこころをもっているのです。

しかし、私たちの多くは、自分のなかに〝逃げたいこころ〟が存在することを認めたくない、見たくないのです。『自分のこころのなかに、そんな逃げたい心があるなんて、そんな！　そんなことあるはずない。私は潔白なんです、私を、私のこころを、汚さないでください！』と叫びたくなる読者もいることでしょう。

そうなのです、私たち人間は「見て見ぬふり」をついついしてしまう、ちっぽけな存在なのです。現代人は、ハイスピードで真っしぐらに走り続けることによって、〝逃げたいこころ〟を見なくて済んでいるのかもしれません。

精神分析は、こうした目を背けたくなる「見にくい（醜い）」こころに被せた蓋をとる場なのです。しかるに精神分析は一般的には、逃げ場所としては好まれません。少なくとも現代社会ではそうでしょう。「マニュアルどおりにやると、すぐに良くなりますよ」というかたちでパッケージ化された治療を、現代人は求めがちなのです。

ただ、こうしたパッケージ化された治療にはエヴィデンスがあると多くの人は信じているようですが、実際には、生きづらさや〝逃げたいこころ〟の苦悩が完全に解消されるかというと、そうした効果に関する強固なエヴィデンスは持ち合わせていないのです。

他方、私見ですが、精神分析は、こころの苦悩に真正面から向き合う治療です。〝逃げたいこころ〟に向き合うことは、多少の痛みを伴います。けれども、逆説的ではありますが、現代人には人気がない精神分析は、究極の「逃げるが勝ち」になるための条件（⑥非耐性／⑦離脱症状がない）を満たすのです。

私はまず週一、二回の精神分析的精神療法から開始して、段階的に週四回のオーソドックスな精神分析に移行させるようにしています。

そもそも、週一回の精神分析的精神療法の提案でさえ、ほとんどの患者は〝逃げる〟アクションを起こします。『それは無理です。毎週、決まった時間に通うのは、いまの自分の生活では……』と、ありとあらゆる理由を付けて断ろうとします。頻度を上げる提案をする際も同様です。多くの患者は『嫌です、いまのままで十分です。時間もお金もないから無理です』と躊躇します。『先生はなにもアドバイスしてくれないし、こんなところに毎日毎日来て時間費やすことに、どんな意味があるんですか?』という類いの不満を語る患者も少なくありません。

つまり、精神分析は耐性が少ないのです。もちろん、歳月をかけて通うようになると、多少の耐性がついてきて、週四回の精神分析をずっと受け続けたいという患者もでてくるわけですが。

○○しなくてもよい場

私自身は、精神分析家になるための候補生として、週四回の精神分析（「訓練分析」）をみずから六、七年かけて受けました。

精神科医になり研修を終え、三十代前半になった私は、臨床大学院生となり精神科臨床と脳科学的研究に従事していました。他方、精神分析的な臨床実践もしていました。ただし、当時所属していた九州大学精神科では精神分析の伝統は途絶えていて、指導者がいませんでした。だから素人同然ですので、うまくゆくはずがないのです。

幸いにして、福岡には当時から精神分析家を育成するための訓練を受けられる土壌がありました。私は九大精神科からプチ逃げるようにして、医局の外でやっている訓練コースに乗ったというわけです。前述のように、このことは教授にさえ伝えていませんでした。こっそりと、医局から逃げる時間をやりくりして作りながら、精神分析セッションに通い続けていたのです。

訓練分析といっても、実際は「患者」としての体験でした。自分の無意識に潜んでいた「逃げたい」に纏わるこころの断片を、ゆっくり、じっくりと、訓練分析家に取り扱ってもらったというわけです。

精神分析では、あえて治療者からテーマを与えられることはありません。自由連想法といって、時間になったら精神分析家が『始めましょう』と告げて、あとは患者が頭に（こころに）浮かんだことを自由に語るのです。そして終了時間になると、分析家が『終わりましょう』と告げて、その日のセッションは終わります。その繰り返しです。もちろん、分析家はときどき発言しますが、日常会話のようにスムーズなキャッチボールではないのです。

患者は何を語ってもよいのですが、『自由に語ってください』と言われれば言われるほど、「自由に語ること」は難しくなるものです。しかるに、沈黙の時間が長いのが、精神分析の特徴です。こうした沈黙の長い時空間を積み重ねるなかで、「自分はいつも無理して話していたんだな……でも、ただ周りに合わせるために語っていただけかも……そうか、本当は自分って〇〇から逃げたかったんだ！　そうか、そうか……」「自分って、自由に生きてきたと思っていたけど、じつは無理して生きてきていたのか……」というような発言が、ぽつり、ぽつりと発せられるようになるのです。

精神分析をベースとした集団精神療法（グループサイコセラピー）もしかり。
私自身は、精神分析の訓練を始める前に、精神分析的な集団精神療法の訓練を体験しました。精神科医になって三年目の夏、二日間の「体験グループ」と呼ばれる週末の研修会でした。当時、研修していた病院の院長が、私に『東京で集団精神療法の研修があるから、行ってみたら』と勧めてくださいました。太っ腹の院長で、旅費も参加費も出してもらったんです。

二日間にわたるグループ療法の体験だったのですが、ここで初めて、私は「沈黙」を体験しました。精神科医、看護師、心理士、ソーシャルワーカーなど多職種の一〇名ほどのメンバーが、名札をつけずに黙って円上に座っていて、コンダクターと呼ばれる長老の男性の『始めましょう』の一言のあと、一〇分以上、沈黙が続いたのです。

実際には沈黙が何分続いたか、定かではありませんが、主観的には一〇〇分以上続いたかのような、苦しい体験でした。しかし、この沈黙体験は、これまで私が苦手意識を強く感じてきたグループ（学校のクラス・体育会系部活などなど）のなかにいるときに感じていた「ここから逃げたい！」という居心地悪さとは違う、グループ体験でもありました。ただただ沈黙に耐えるという主観的な体験でしたが、これまで「人前に出たら、しゃべらないとダメ」と言われ続けていたのに、沈黙が尊重され「黙っていてもいいんだ」という世界に出会ったのです。

「体験グループ」という集団精神療法の体験／訓練を重ねるうちに、グループのなかの沈黙に、居心地よさも感じるようになってきたのです。沈黙に身を置くなかで、「自分はなぜ（日本的な）グループが苦手だったのか？」ということが、薄々とですが体感できるようになってきました。

日常的に関わっている学校や職場などでの同調圧力が生じやすいグループでは、「周りに合わせないといけない！」という類いの、無意識的なプレッシャーが発動してしまい、こうしたプレッシャーから、グループから「逃げたい」という気持が生じて、それが、実際に逃げていた要因だったかもしれない。と、そのように自分の人生を振り返ることが出来るようになったのです。

幼い頃、お遊戯会の舞台に上らなかったことを今でも親から揶揄されるほどに、私は昔から引っ込み思案で、逃げてばかりで、そもそもグループが大の苦手なのです。教室は居心地が悪く、部活でも馴染めず、挙げ句、大学時代の体育会系部活での挫折体験を契機として、プチひきこもったこともあります。

そんなふうに逃げ続ける人生を歩んできた私であればこそ、熱烈に勧誘された、外科のような体育会系医局には進まずに、逃げるように精神科医の道を選んだのです。さらには、精神科医になっても居心地悪さは払拭されず、九大精神科という医局からもプチ逃げて、最終的に辿り着いたのが、この体験グループ、そして精神分析だったのです。

私自身が患者的な立場になり、身をもってグループ精神療法・精神分析を体験したからこそ、「逃げたいわたし」と「逃げるわたし」のからくりを知ることが出来たのです。それまでの私は、そのからくりを意識的に知らなかったからこそ、無意識のなかで「逃げるが負け」的なアクションを反復していたというわけです。

居ながらにして逃げる

精神分析（精神分析的な集団精神療法も含む）は、〈新型／現代型うつ〉的な青年や《ひきこもり》の方々を救うことができます。かれらの深層心理には「つらい現実から逃げるためには、誰もいない部屋に独りこもって逃げる以外に手段がない」という思いがあるのです。こうした方々の治療の要は、「社会のなかに居ながらにして独りでいられるようになること」だと、私は考えています。

精神分析家のフェアバーンという人は「ひきこもり的な心性は誰にでもある」と語っています。ウィニコットという人も「ひとりでいられる能力《capacity to be alone》を育むことが、独立した大人になるためには重要だ」と語っています。前著『みんなのひきこもり』のなかで私は、この能力を「ひきこもる能力」と名付けました。

同調圧力が強く、相互依存的で、「甘え」を基調にした文化社会を生きる私たち日本人にとって、「グループのなかでひきこもる能力」を得る機会は多くありません。私自身が「体験グループ」や精神分析訓練で患者的な立場に身を置くなかで得た最大の恩恵は、「みんなのなかで黙っていてもいいんだ」「ときには逃げてもいいんだ」と思えるようになったことではないかと振り返るのです。

セッションのなかで沈黙の時空間を共にし続けることで、自分自身のなかにある「黙っていること」「逃げること」つまり「ひきこもること」のポジティブな側面に気づき、それを治療者に抱えてもらい、自分自身でも抱えることが出来るようになるとき、その治療の場は〃居場所〃になるのです。

そうして、人生で初めて物理的に安心できる居場所を得て、その体験の積み重ねにより、こころのなかにも安心できる居場所が生まれ、病的なひきこもりを脱出し、社会のなかで時には凹みながらも、物理的にはひきこもらずに人と関わり続けることができる、そんな人間になるのではないかと私は考えているのです。

私自身、今でも、日本社会に蔓延る同調圧力に屈しそうになることが無いわけではありませんが、以前よりは日本社会という集団のなかに「居ながらにしてひきこもる」ことができるようになったのかもしれません。

ニゲティブのからくり

ここでひとつ、〈新型／現代型うつ〉的な青年やひきこもりの方々の意識と無意識の世界を図示しましょう。

このように、かれらにとって、意識の世界と無意識の世界はきっぱりと分断されており、その両者の双方向の交流は、意識的にはできていません。一見《ひきこもり》と無縁そうな人は、いまは「陽キャ」と言われているようです。意識的には自分は「陽キャ」だと信じ込み、「明朗」「元気」「快活」「温和」な自分だけ

「偽りの自分」を生きてきた人々こそが
「病的ひきこもり」モードへ陥りやすい

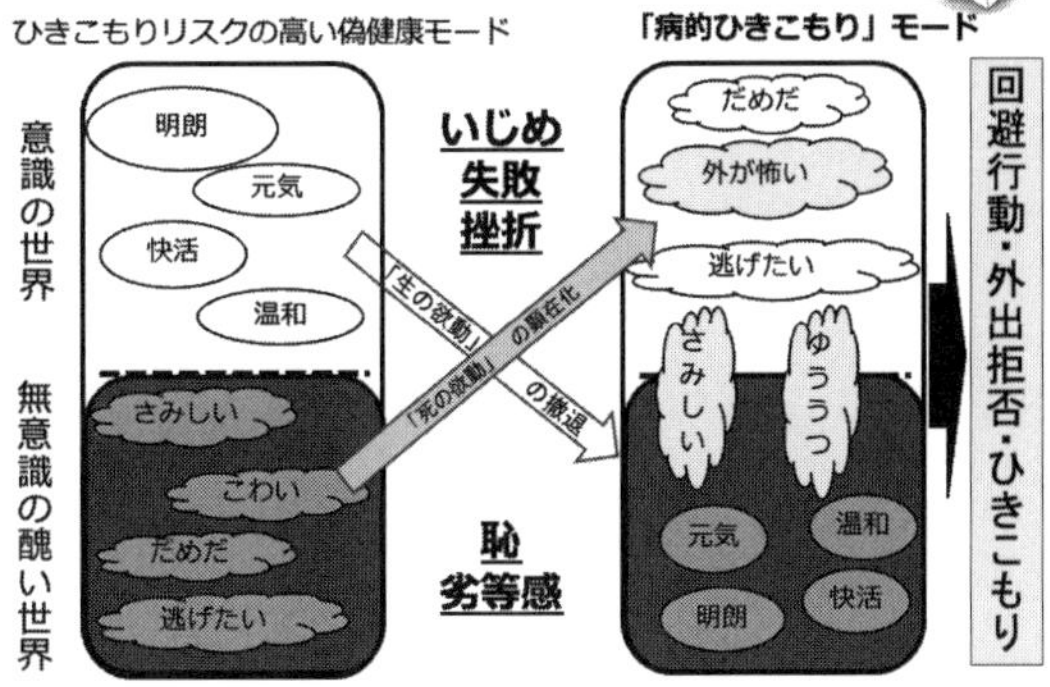

しか自分のなかには存在しないと信じて、そのように振る舞って、学校・会社のなかで陽気に生きているのです、少なくとも人生の途中までは。

けれども、精神分析の理論にのっとると、誰にだって「さみしい」「こわい」「だめだ」「逃げたい」という「陰キャ」なこころはあるのです。ですが、かれらにとってこうしたこころは、分厚い蓋をされたマンホールの奥のような無意識の世界に沈んでいるのです。

そこで、いじめ・失敗・挫折といった不遇に直面したとき、かれらの無意識に隠れていた醜いこころの断片が表に出てくるのです。

これまで出会ったことのない「醜い（見にくい）」こころに出会ったとき、アレルギー反応のように、アクションとして社会から逃げて、ひきこもってしまうというわけです。

精神分析（あるいは精神分析的な集団精神療法）では、こうしたこころを丁寧に時間をかけて取り扱ってゆきます。「無意識に潜むこころ」が自覚できるようになれば、人間は、逆説的ですが強くなることができるのです。「弱いは強い」なのです。

セッションのなかで治療者と二人っきりで、あるいはグループメンバーとの大人数のなかで、沈黙していると、これまで蓋をされていた「見にくい（醜い）こころ」が自分にもあることが徐々に自覚できるようになるのです。こうした沈黙がちなセッションに慣れてくると、意識と無意識の世界とで「こころ」を行き来させることができるようになり、普段から、ネガティブな感情ともうまく付き合えるようになります。

精神分析的アプローチでの「ひきこもる能力」の獲得

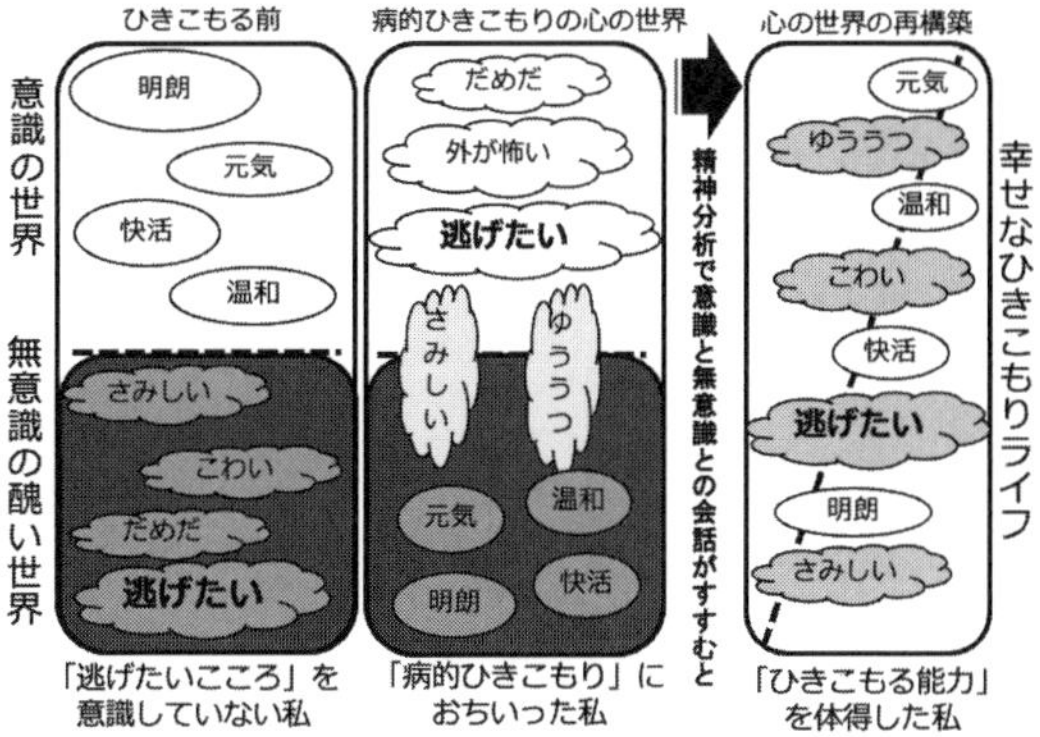

こうしてセッションを続けてゆくと、これまでネガティブでしかないと思い込んでいた「陰キャ」な側面をもっている自分を、ゆっくりと意識的に受け入れることが出来るようになるのです。

　こうした体験を経て、意識の世界と無意識の世界との交流が活発になり、物理的に逃げなくても「今日は逃げたいモードだけど、まあ、あと一日、頑張るか、明日は晴れるかもしれないし」みたいな心持になり、〝逃げたいこころ〟が普段から意識されるようになり、アレルギー反応のように過剰な逃げるアクションを起こしてしまうがために「逃げるが負け」を幾度となく繰り返していた人生から、じっくりと、意識しながら段階的に逃げるアクションを実践できるようになるのです、これこそが「逃げるが勝ち」の方程式なのです。

ビオンという精神分析家は、詩人キーツの言葉を引用し、こうした能力を「ネガティブ・ケイパビリティ」と呼んでいます。こうした負の能力を獲得していくことで、物理的には逃げなくても、こころのなかに「逃げ場」ができて、逆説的に人間は強くなり、いまの居どころでの生きづらさが軽減し、そこが居場所となり、社会のなかで生きやすくなるというわけです。

上手に逃げるための卒業式

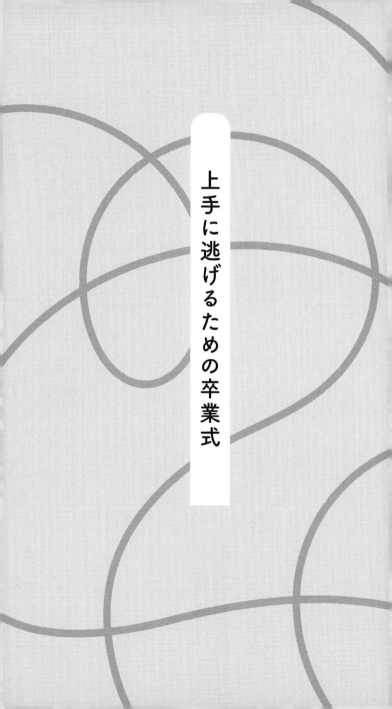

精神分析は年単位の治療期間を要しますが、永遠ではなく、もちろん「終わりがある（有限）」のです。精神分析では、治療の終わりを「終結」と呼び、大切に取り扱います。数ヵ月前に「終結」の日を決めて、精神分析家と患者は時間をかけてゆっくりとお別れを体験します。こうしたお別れの共有時間のなかで「逃げたい／逃げたくない」気持が整理されてゆくのです。

「逃げるが負け」につながりやすいのは、終結つまり〈卒業〉を吹っ飛ばして逃げたときなのです。お別れの儀式を経て次の居所に移動していった場合には、これまでの居所の住人たちも、逃げる当事者も、お互いのわだかまりをある程度、解消することが可能となり、逃げる当事者は、割とすがすがしく次のステージに移ることができるのです。そうではなく、〈卒業〉という儀式なしに逃げるアクションを起こした場合には、「逃げるが負け」になりやすいのです。

苦々しい体験があります。これまた、部活動でのことです。

中学時代の万年補欠体験により運動音痴を悟った私は、高校時代は部活に入らずの生活を送っておりました。ところが、大学で医学部に入学し、体育会系の部活に勧誘された私は、大きな勘違いをしたのです。

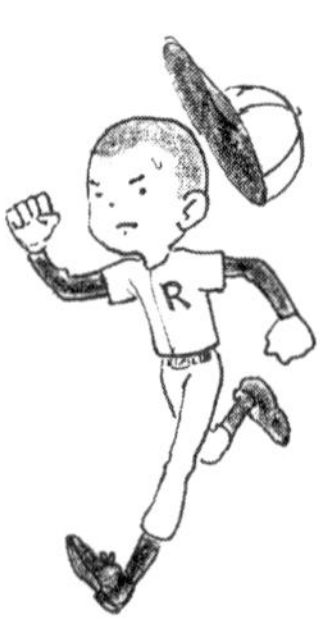

長身の私はさまざまな体育会系の部活、特にラグビー部から熱烈に勧誘されました。ご存じのように、ラグビーボールは野球ボールの何十倍もある大きさで、しかも楕円形になっており、真ん丸ではありませんよね。私は「野球は小さい球だったから、自分には小さすぎてうまくボールがとれなかったんだ。ラグビーボールなら大きいから大丈夫だろう。きっと、勉強ばかりしてきた医大生だから、みんな自分みたいに運動音痴だろう」という大いなる勘違いをしでかしたのです。

実際の部活は、超人的な文武両道の先輩ばかりで体育会系の部活ならではの肉体的苦痛のみならず精神的なしんどさについて行けず、在籍中に骨折したことを言い訳にして、ずるずると休み続け、逃げ続け、そのまま幽霊部員になったのです。きちんと「辞めます」という言葉を部長や先輩達に伝えることなく、逃げるように退部した苦々しい経験です。

その後の医学生時代は、「大学に行くとキャンパスでラグビー部の先輩に遭遇して後ろ指を指されるのではないか」という不安・恐れ・後ろめたさ・申し訳なさ・情けなさ、などなどが混在し、ますますキャンパスが遠のき、まさにプチひきこもり的な医学生に陥落したのでした。

精神科医になり、ひきこもりの方々の臨床をする機会が増えてきました。

私と同じような経験をもっているひきこもりの方が少

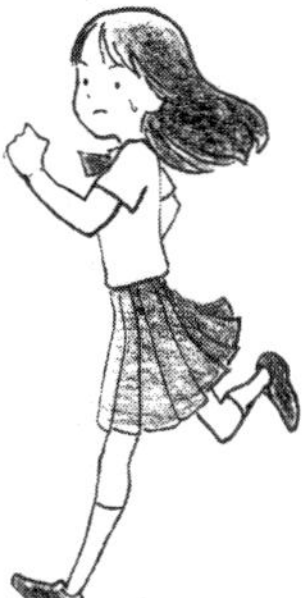

なくないことが、わかってきました。以前の組織（学校、会社など）から消えるように逃げたことが、かれらのひきこもりの契機となり、そうした負い目を引きずっていることが明らかになってきたのです。

そこで私は、ひきこもるかれらに〈卒業式〉的な体験をしてもらうことが、治療的になるはずだと思い至ったのです。卒業式というのは、これまでの負い目や悔いが混在したもやもやとした情緒をパッケージ化して浄化するような作用があるように思うのです。

私は、ひきこもり者を対象とした精神分析的グループ精神療法を毎週一回おこなっています。そのスタイルは、私自身が患者的な立場で体験した「体験グループ」と大きくかわりません。テーマを一切、与えずに、『はじめましょう』という声かけに始まり、定刻になれば『終わりましょう』という言葉かけで終わる、沈黙が多くを占めるグループです。

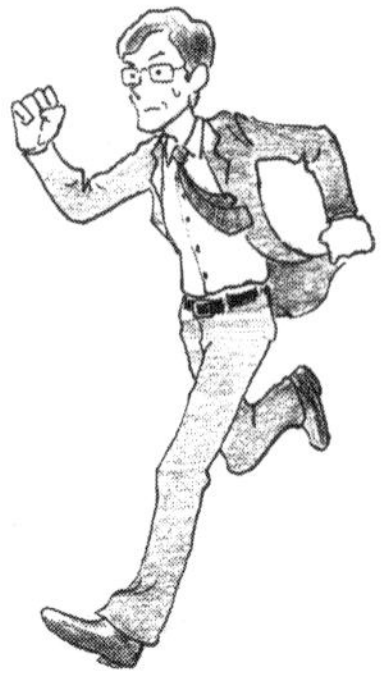

そこでは、メンバーが辞めることになった場合には、少なくとも一ヵ月前には「辞めること」をグループメンバー全員にシェアし、最終日を特別な〈卒業〉の日とすることにしています。

最後にひとつ、架空のグループ症例を挙げましょう。

私がラグビー部の部活を幽霊のように辞めていったように、ある女性メンバーは、これまでの組織できちんとした「お別れ」を伝えることなく、しんどくなったら突然逃げるようにして辞めるというパターンを繰り返していました。同様の事態が、グループ精神療法の舞台でも生じました。

あるとき、セッションでしんどさを体験した彼女は、その日のグループ直後の診察時に『もうこのグループは無理です、辞めます！』と、涙ながらに訴えたのです。私は、彼女の訴えを傾聴しつつ、〈はい、わかりました。で

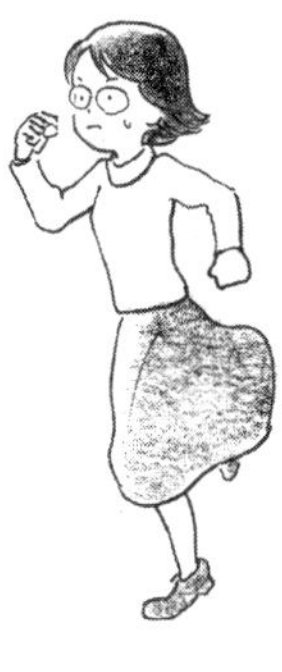

は、今日で終わりにしましょう〉とは言いませんでした。〈いますぐ辞めたい気持はよく分かりました〉と添えたうえで、〈あなたは私たちのグループのなかで大切なメンバーの一員です。あなたが辞めるというのであれば、できれば「卒業の会」を開きたいので、あと一回、どこかのタイミングで参加してくれないかな〉と提案しました。

彼女は数週間、考え抜いた挙げ句、「卒業の会」と私が銘うった日にグループに参加して、在籍するメンバーたちに「お別れの言葉」を直接述べたのです。彼女にとって、このような形でメンバー（組織）に見守られ見送られるなかで卒業する、という体験は初めてのようでした。この〈卒業〉体験を経て、彼女が逃げたグループという場は、「ただ、ただ、逃げたい」という嫌な場所ではなくなったようです。その後も、時に外来で以前のグループメンバーと旧友のように会話できるようになりました。

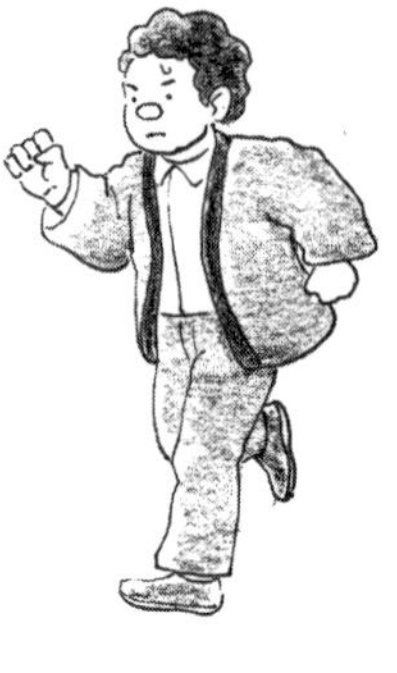

驚いたことに、彼女は「数年前に逃げるように去って行った組織のある地域に近寄れなくなっていた」ことを明かし、「最近そこに出向き、後ろめたさのため避けていた以前の友人と直接に会って挨拶ができた」と嬉しそうに語りました。きちんと〈卒業〉するという上手な逃げ方を知った彼女にとって、以前の居所は、迫害的な恐ろしい場所ではなく、どこか「母校」のような安心できる居場所になっていったというわけです。

ちなみに、グループ精神療法でこころの卒寮式を経験できた彼女ですが、以前はこころが苦しい状態になると、その苦しさから逃げるための手っ取り早い方法として過食嘔吐を繰り返していたようです。当時は過食以外に「逃げ道」がなかったのでしょう、その後の彼女は、きちんと卒業して逃げたグループという居場所を、物理的にもこころのなかにも作ることが出来て、病的なひきこもり状態から脱出していきました。

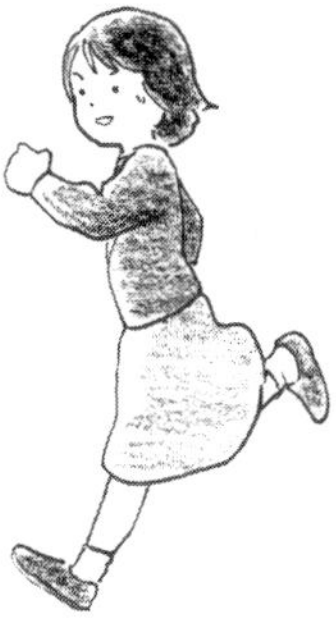

ただし、だからといって、いわゆる陽キャとよばれるような表舞台でピカピカと光り輝くステージに乗ったわけではありません。いまでも時に、失敗しては凹んで「逃げたい」という思いを抱かない日が無いわけではありません。それでも彼女は、以前の彼女とは違うのです。いまの彼女は、現実世界やバーチャルの世界のなかで「逃げたい」気持を吐き出し、時には本当に逃げたりして、ほどよく逃げる彼女を支えてくれるパートナーや友人を得て、〝幸せなひきこもりライフ〟を過ごすようになったというわけです。

おしまい。

エピローグ

いかがでしたか。本書をお読みになり、みなさんご自身のこころのなかに「逃げたい君」や「逃げたくない君」を発見できましたでしょうか。

さいごに、本書でお伝えしたかったことをまとめてみましょう。

動物であったなら、いとも容易く〝逃げる〟アクションを起こし「逃げるが勝ち」として生き延びることが出来るのに、私たち人間、特に日本人は、逃げない行動を美化し、挙げ句、「逃げるは負け」という信条に支配されて、逃げるアクシヨンを躊躇しがちだということです。

そこには「逃げるは恥」という日本人の恥文化も関係していたのです。私たちはともすると、逃げる人たちを「負け犬」「弱虫」と揶揄しがちですが、揶揄することでかろうじて「自分って勝ち組?!」「勝ち組になりたいな」という幻想世界のなかで、（偽りの）こころの健康を保っているのかもしれません。私が中学時代、万年補欠ながら野球部から逃げられずにいたのも〔一〇〇頁〕きっと、そうした幻想があったからです。

プロローグで紹介した逃げない登場人物たちも、そうした（偽りの）居場所にしがみついてたのです。しかし、そうした幻想は残念ながら、いずれ破綻してしまうのです。そして逃げない人たちは、結果的に〈メランコリー型うつ病〉になったりして心身の不調をきたし、「逃げないは負け」になってしまうリスクが大なのです。

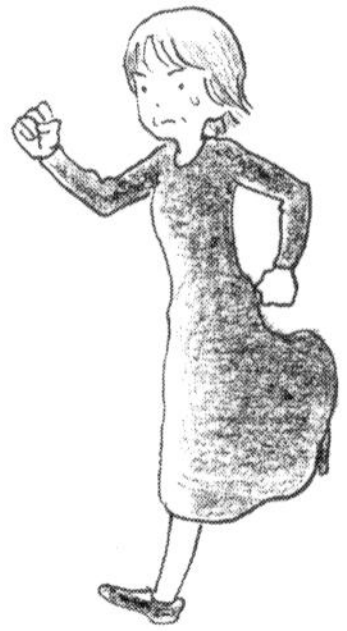

本書で特にお伝えしたかったのは、人間であるからには誰にも〝逃げたいこころ〟が存在するということです。フロイトは人間の無意識のなかに、生きることを渇望する「生の欲動」だけでなく、死に向かうことを望む本能「死の欲動」が存在する、という大胆な理論を提唱しています。フロイトは、「死の欲動」を上手にコントロールできるようになることで、ありとあらゆる諍い、戦争、そして自殺を予防できるのではないか、と考えていたようです。「いない・いない・ばー」で歓喜した幼児期や、「逃げるが勝ち」のかくれんぼや鬼ごっこでうまく逃げることができてほくそ笑んだ学童期を、読者のみなさんも経験しているはずです。逃げることは人間の本来の本能というわけです。しかし、大人になるにしたがって「逃げるのは悪いこと」という世界に入り込んでしまうのです。

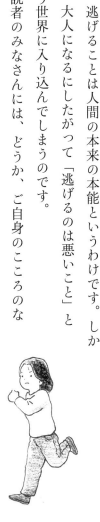

読者のみなさんには、どうか、ご自身のこころのな

かの「逃げたい君」を追い払おうとせずに、友達になってほしいのです。自分のこころのなかに逃げたい君と逃げたくない君を発見することで、極端に「逃げない」世界の住人になったり、極端な「逃げる」世界の住人（極度なひきこもり）になったりすることを予防できるのです。あるいは、すでにそうした状況に陥っている方々であれば、そうした極端な状態から解放されるはずです。

もちろん、自分のこころのなかに「逃げたい君」を発見すると、葛藤というものが生まれてきます。本書をお読みになり、ご自身のなかに「逃げたい君」を発見して、ショックを受ける方がおられたかもしれません。葛藤は、私たちを「もやもや」させ、苦しませるのです。だからこそ私たち人間は、葛藤を抱く必要のない極端な思考に走りがちなのです。

しかし葛藤というものは、生きている限り、ゼロにはなりません。精神療法家

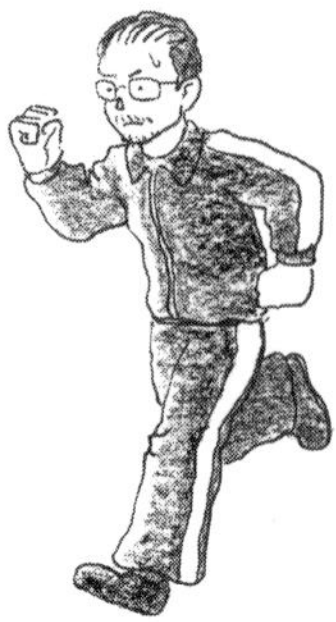

は、クライアントが自分自身の葛藤を自覚できるようになり、その葛藤を自分自身のこころのなかに置いておけるようになることを、お手伝いします。つまり、逃げるためのこころの居場所づくりをサポートします。

「逃げたい君」の存在を自覚できていないステージでは、逃げたくなるような状況になったときに、極端に我慢したり、極端な逃げるアクションを起こしてしまい、「逃げないは負け」「逃げるが負け」になってしまいます。

しかし、「逃げたい君」が自分のこころのなかに常づね存在しているのだと気づけるようになり、「逃げたい君」とほどほどに仲良くなると、現実世界において逃げたいような状況に陥ったとしても、「逃げたい君」や「逃げたくない君」と協力しながら、割と冷静に、逃げるアクションを段階的に起こすことが出来るようになる、というわけです。

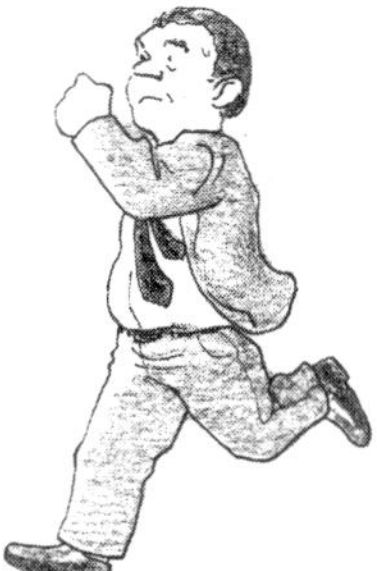

〝逃げる〟という選択肢がなく、糞詰まりのような人生を余儀なくされているビネットの登場人物みたいに、逃げられずに苦悩を抱えておられる方々。あるいは、「逃げるが負け」になってばかりいた〈新型／現代型うつ〉や《ひきこもり》傾向のある方々。そんな皆さまの人生が、幾ばくか軌道修正され、多少の苦難に遭遇しても乗り越えられる、〝逃げる〟を内包するこころの居場所が創られることを願っています。

また会いましょう

『にげがち』（今回の本づくりのあいだ、私たちはこのように呼び習わしてきました）原稿、ようやくすべて書き上げました。残すはこの「あとがき」のみ。

木立の文庫の津田さんから『みんなのひきこもり』〔二〇二〇年十月、木立の文庫〕第二弾を！　とエールを戴いて二〇二一年に筆を執り始めて以降、この執筆作業じたいから逃げ出したこと、数十回いや百回以上。数ヵ月、逃げ続けて一文も進まなかったこともしばし。そんな筆が進まない時期を振り返ると、当時の私は自分自身の〝逃げたい〟君を意識できずにいたようです。「こころのなかの逃げたい君に自覚的に！」と書きながら「おまえこそ、逃げたい君を意識せずに逃げているではないか?!」と自問自答しながら、逃げつ戻りつしながら、ようやく辿り着いたゴールです。

○○○○　○○○○

二〇二三年七月二十二日‐二十三日に〈日本思春期青年期精神医学会〉第三五回大会が福岡の地で開催されることになり、私はついつい大会長を引き受けてしまいました。

いまも逃げたい気持で一杯ですが、本書を書き進めるなかで、少しは逃げたい君と逃げたくない君とのあいだで折り合いがつき、逃げてばかりの私を支えてくれる仲間のおかげもあって、なんとか実現しそうです。大会テーマは「現代若者のこころの居場所づくり――リアルとバーチャルの狭間で」です。しかるに、本書でも後半〝こころの居場所づくり〟に光を当ててみました。

〝居場所〟というのは「逃げ込んでもよい場所」、さらに言えば逃げるが勝ちの場所なのだろう、と私は思うようになりました。みなさんも、いま居るところから上手に逃げて、卒業して、いま居るところが「母校」のような場所になってほしいと願っています。

こうした逃げるが勝ちのアクションを繰り返していると、時にうまくいかずに苦しいことがありながらも、心地よい居場所が、あなたの外的世界でそして内的世界で、次つぎに創られてゆくはずです。そんな世界は、プロローグで紹介した逃げられない住人たちから見ると、「うまくひきこもって……」と羨ましがられるような〝幸せなひきこもりライフ〟かもしれません。

逃げてＯＫになるための心得、少しは身につきそうでしょうか。創造的な逃げ場としてのこころの居場所のつくりかた、少しでも読者のみなさんにお届けできていればと願っています。

二〇二三年五月二十七日

私のプチ逃げ場――スタバより

加藤 隆弘

イラスト担当

おがわさとし

◇1962年、京都府生まれ。京都大学教育学部(教育心理学科)卒業。
◇京都精華大学マンガ学部 マンガ学科／大学院マンガ研究科 教授(ストーリー・マンガ専攻)。

・1997年『ビッグコミックスピリッツ増刊号』掲載の「水の下の千の夢」でデビュー。その後『ビッグコミックスピリッツ』『アワーズライト』、京都新聞などに作品を発表。著書に『京都虫の目あるき』〔とびら社〕、『パピリオ』『クトゥルフの呼び声』〔電子書籍:三栄〕がある。雑誌・書籍などのイラストも多数手がける――『悪戯文化論』〔新曜社〕、『傾聴の心理学』〔創元社〕など。

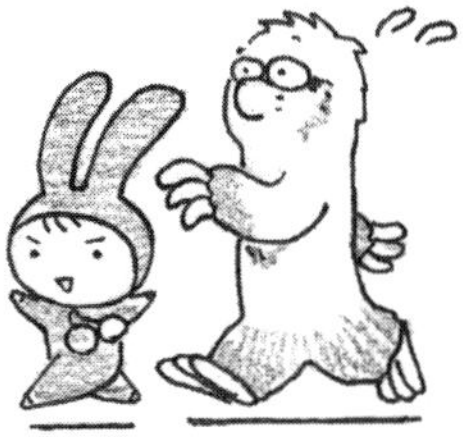

著者紹介

加藤隆弘（かとう・たかひろ）

●1974年：鹿児島県生まれ。
2000年：九州大学医学部卒業。医学博士。
精神科医、グループサイコセラピスト、精神分析家。

●九州大学病院・牧病院・鮫島病院で精神科研修後、2005年より精神分析訓練と精神免疫学研究を開始。
2008年：日本学術振興会特別研究員。2011年：米国ジョンズホプキンス大学精神科「日米脳」派遣研究員。2013年：九州大学レドックスナビ研究拠点特任准教授（脳研究ユニット長）。2017年：九州大学病院精神科神経科講師。

●2021年より、九州大学大学院 医学研究院 精神病態医学 准教授。
九州大学病院〈気分障害ひきこもり外来〉主宰。

○専門は精神分析・集団精神療法・精神免疫学・うつ病・自殺予防・ひきこもり。2012年米国から帰国後、多様化する「うつ病」や「ひきこもり」の病態解明と治療法開発のための専門外来〈気分障害ひきこもり外来〉を立ち上げるとともに、脳と心の橋渡し研究ラボ（九大精神科分子細胞研究室：ひきこもり研究ラボ@九州大学）を主宰。

○著書に次のようなものがある――『精神分析と脳科学が出会ったら？――免疫細胞が生み出す快と不快の不協和音』〔日本評論社, 2022〕、『みんなのひきこもり――つながり時代の処世術』〔木立の文庫, 2021年〕、『精神系のくすり』編著〔メディカ出版, 2022〕、『メンタルヘルスファーストエイド――こころの応急処置マニュアルとその活用』編著〔創元社, 2021〕、『北山理論の発見――錯覚と脱錯覚を生きる』共著〔創元社, 2015〕、『罪の日本語臨床』共著〔創元社, 2009〕。

○ランセット誌・世界精神医学会誌・米国精神医学会誌をはじめとする査読付の国際学術誌に150本を超える研究成果・臨床成果を報告し、特にひきこもり国際化に関する研究領域を牽引。

○メンタルヘルス・ファーストエイド・ジャパン（MHFA-J）の創設メンバーで、一般住民やひきこもり家族へのMHFAの啓蒙活動を通じて、うつ・自殺予防・ひきこもり打開のための啓蒙活動を展開。

※【ひきこもり研究ラボ】https://www.hikikomori-lab.com

kodachi no bunko

逃《に》げるが勝《か》ちの心《こころ》得《え》

精神《せいしん》科《か》医《い》がすすめる「うつ卒《そつ》」と幸《しあわ》せなひきこもりライフ

2023年7月20日　初版第1刷印刷

2023年7月30日　初版第1刷発行

著　者　加藤隆弘

発行者　津田敏之

発行所　株式会社 木立の文庫

京都市下京区新町通松原下る富永町107-1

telephone 075-585-5277　facsimile 075-320-3664

https://kodachino.co.jp/

イラスト　おがわさとし

造　本　文図案室　中島佳那子

印刷製本　亜細亜印刷株式会社

ISBN 978-4-909862-30-3　C1011

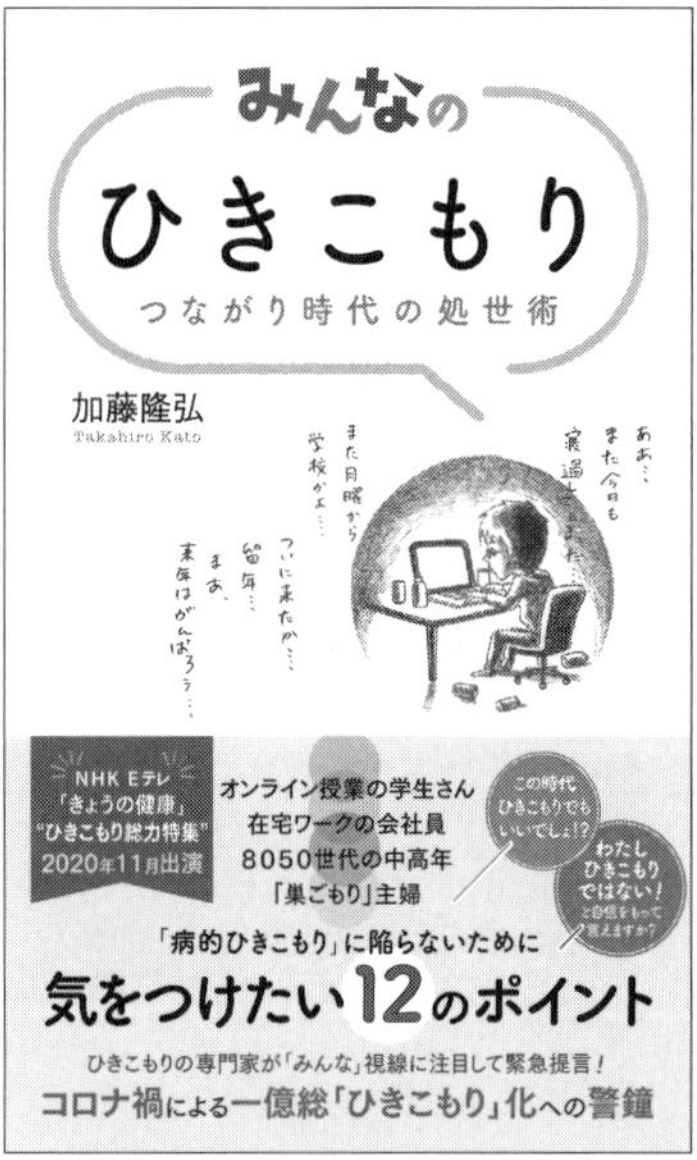

2020年刊
好評!　第3刷

みんなの ひきこもり

つながり時代の処世術

Takahiro Kato
加藤隆弘

四六判変型並製 224 頁
定価（本体 1,800 円＋税）

長引く「こもり生活」から脱出したい人 ご家族・支援者にお薦め

“わたしらしい”ひきこもりを探して

「誰もがひきこもる可能性がある」ということは
「誰にも“ひきこもる能力”がある」ということですよね？

長らく困難のなかにある《当事者・家族・支援者》と共に、ひきこもりから「脱出」する道を実際的に、具体的に探りたい。

多様な価値観が活かされる社会を目指し、集団のなかでも"ひとり"で居る術と、《健やかなひきこもりライフ》の道を…